Savoir maigrir

Dr Jean-Michel Cohen

Savoir maigrir

Flammarion

ISBN : 2-08-068811-1

À Myriam, la femme que j'aime, qui dirige si souvent ma conscience.

Au futur Dr Cohen, Stéphanie ! Qu'elle conduise sa carrière de médecin avec l'amour d'autrui et sa générosité de cœur. Et en plus, elle le fait !

À Jennifer, dont la vivacité intellectuelle et l'esprit critique me maintiennent sans cesse en éveil. Encore bravo pour ton succès en pharmacie.

À Laura, le petit soleil de notre famille, qui ne cesse de nous étonner par sa rapidité d'esprit et d'élocution !

À Francine et Albert, mes parents : qu'ils continuent à former ce couple si amoureux ! Merci pour tout.

À toutes mes familles, à tous mes amis.

REMERCIEMENTS

À Marian Apfelbaum, le meilleur d'entre nous, dont j'ai eu le privilège de recevoir l'enseignement.

À Odile et Jean-Pierre Fourcade qui savent me faire apprécier le bonheur et le mérite du travail.

Au Dr Pierrick Hordé pour son soutien si amical !

À Maureen Bion-Paul, Thierry Billard, Simone Bairamian et Guillaume Robert pour leur aide, leur travail et... leur chaleur.

À Sophie Drouault et tous mes amis journalistes pour leur confiance et leurs conseils.

À mon ami Olivier avec qui je partage mes joies et mes doutes pendant que nous portons « de la fonte » à la salle de gym.

AVANT-PROPOS

En mars 2002, alors que le petit monde de la nutrition ronronnait sans souci, que les laboratoires pharmaceutiques persistaient à vendre des poudres miracles, que les émissions de téléachat proposaient sans vergogne des ceintures inefficaces promettant de faire disparaître leurs bourrelets à ceux qui prennent leur petit déjeuner en regardant la télévision à 9 heures du matin, que les médecins s'étripaient pour savoir qui détenait la meilleure méthode pour faire perdre du poids à ceux qui allaient en reprendre six mois plus tard, j'ai écrit le livre *Savoir maigrir*, que personne n'attendait.

Pour moi, cette publication était une nécessité. J'étais en effet profondément irrité par l'état d'esprit du milieu de l'amaigrissement, s'accommodant du règne du mensonge généralisé et refusant de réagir aux nombreuses idées fausses véhiculées partout. Irrité aussi de constater que tous ceux qui en savent probablement autant que moi sur ce sujet laissaient en quelque sorte les victimes du surpoids en pâture à maints proxénètes peu scrupuleux. Mon agacement fit mouche et sensation puisque l'ouvrage fut plébiscité par le public

Mais à quoi devais-je ce succès ?

Au triomphe du bon sens et de la raison, ces vertus que les gens perçoivent et dont ils attendaient depuis un moment le retour. D'une certaine manière, en poussant mon coup de gueule, j'ai agi comme un révélateur. Comme celui qui apprend aux autres les « basiques » du savoir maigrir. Ne croyez pas cependant que j'avais une méthode particulière ou que seul le bouche à oreille avait suffi à faire connaître cet ouvrage. Non, en fait, il avait touché juste. Et avait marqué les esprits lorsque des gens de « tous les jours », victimes de multiples arnaques au surpoids, étaient venus à la télévision raconter leurs calvaires et comment j'étais parvenu à les aider.

Ce qui avait plu aussi, c'est que je ne m'embarrassais d'aucune diplomatie, d'aucune précaution à l'égard des acteurs de ce milieu, choisissant de dire la vérité parce que la sincérité était la meilleure recette pour se faire comprendre et comprendre soi-même.

Pendant quelques mois, j'ai donc vécu sur une espèce de nuage, celui de la reconnaissance et du succès, duquel je m'extrayais pour rentrer chez moi, reprendre mes esprits et retrouver contact avec le réel grâce à Myriam, mon épouse. Grâce à elle et aux nombreux patients venant en consultation, je ne me suis pas laissé enivrer par la spirale médiatique ni museler par mes adversaires : ma « croisade » était juste, je devais la poursuivre. C'est-à-dire marteler en permanence son message, refuser de pratiquer la langue de bois qu'aiment tant les courtisans et les commerciaux de l'industrie agroalimentaire qui tentent d'utiliser vos propos ou votre nom.

Et puis, fin 2002, Mac Lesggy, le producteur de *E = M6*, une émission de télévision connue pour son sérieux, est venu me proposer de réfléchir à une émission informative sur les régimes. La télévision étant un exercice difficile, dans la mesure où il s'agit de faire passer en quelques phrases simples et claires un message qui se veut fondamentalement pédagogique mais empreint de certitude et de vérité, je ne lui dis pas non. Portés par cet élan du *Savoir maigrir*, nous avons commencé à réfléchir, puis sommes parvenus à la conclusion qu'il était possible de confronter différentes techniques d'amaigrissement « à la mode », pour voir laquelle émergerait, et susciter ainsi dans le public à la fois réflexion et conseil.

Je dois dire que le tournage fut assez drôle. Notamment parce que le candidat qui m'avait été réservé, un cuisinier agréable et intelligent, était à la fois motivé par son amaigrissement et doté d'un niveau de compréhension culinaire bien utile. Je n'étais pas dupe du fait que la télévision avait besoin de se nourrir d'un peu de sensationnel mais je voulais faire œuvre à la fois instructive et ludique. Mais ce qui devait arriver arriva : l'émission, bien qu'ayant un caractère pédagogique, se transforma peu à peu en espèce de concours entre les différentes méthodes mises en avant, le public voulant savoir lequel des candidats à l'amaigrissement allait perdre le plus de kilos. Nous nous retrouvions en somme entre télé-réalité et télé-utilité. Pourtant, nous ne faisions que refléter les expériences vécues par tous ceux qui veulent entamer un régime et se poser la question : combien de kilos je vais perdre en combien de temps !

Les différentes techniques filmées reflétaient parfaitement les différentes techniques de l'amaigrissement qui se pratiquent actuellement. Il y avait un régime à base de protéines pures censé couper l'appétit des gens et leur permettre de maigrir dans les conditions du « je mange à volonté ! », un autre à base de sachets de protéines qui, bien qu'étant très ancien, a été remis à la mode par les fabricants de sachets et donne des résultats étonnants durant les quinze premiers jours au prix d'un niveau de fatigue et d'une désocialisation totale ; un régime de conditionnement psychologique pratiqué par un psychiatre attaché aux troubles du comportement alimentaire, suivi par une jeune femme plutôt drôle et sympathique. Sans oublier les techniques d'approche et de soutien que peuvent être la mésothérapie, l'acupuncture, mais ne sont pas en elles-mêmes les clefs de d'amaigrissement puisqu'elles aident plus souvent à accompagner un sujet et nécessite une belle fréquence de rendez-vous.

Est évidemment arrivé ce qui devait arriver : le candidat dont j'avais la charge a maigri plus vite que les autres, avec, en plus, un sourire et une jovialité qui ne se sont jamais démentis tout au long des semaines. Pratiquant du sport, il était rentré dans le must de l'amaigrissement, autrement dit s'était fixé un vrai projet de vie, avec un régime agréable à suivre et rééducateur, accompagné d'un exercice physique qui le dynamisait et sculptait ses formes. Un parcours globalement sans faute alors que pour les autres participants, l'expérience s'avérait plus délicate.

Dès la première diffusion de ce programme les médias s'en saisirent et une polémique enfla, notamment attisée par des confrères probablement heureux de notre soudaine notoriété ! Néanmoins, malgré l'aigreur de certains, le public parla, compara, débattit, se renseigna et prouva que la mission de cette émission était réussie. D'autres répercussions eurent lieu : on me signala un intérêt renaissant pour le sport. Les vendeurs de fruits et légumes, eux, commencèrent leur ascension irrésistible vers des sommets auxquels le PNNS (Plan national nutrition santé) les a propulsés ensuite. Quant aux régimes les plus abracadabrantesques, ils ont été méprisés par le public durant un certain temps ! Et le message essentiel du programme – seuls des régimes équilibrés, aisés à suivre et à mettre en pratique, associés à une activité sportive, sans médicaments ni dépenses inutiles, entraînaient les résultats les plus durables – gagna du terrain La preuve : Éric, « mon » cuisinier, n'a toujours pas repris de poids à ce jour !

C'était ce que j'appelle la phase 2 de mon opération « Vérités sur les régimes » qui, après le *Savoir maigrir*, visait à montrer à tous que la pratique de techniques d'amaigrissement simples est largement suffisante pour obtenir de bons résultats.

Ensuite est arrivé l'acte 3. Pour faire comprendre aux lecteurs ce qui entoure l'amaigrissement, nous avons écrit, avec mon confrère Patrick Serog, un guide à succès des aliments, le fameux *Savoir manger*, permettant à chacun de comprendre tout ce qu'il met réellement dans son assiette en 2004 ! Parce qu'il était temps de dire que l'homme avait changé au fil des siècles, que les conditions dans lesquelles nous vivons aujourd'hui rendent nos besoins énergétiques différents et inférieurs à ceux de nos ancêtres – et, donc, que notre consommation alimentaire doit diminuer –, nous avons ouvert un nouveau débat. Et séduit des centaines de milliers de lecteurs, lesquels découvraient enfin que nous mangeons trop et mal.

En décortiquant patiemment tout ce qui se vendait dans les supermarchés pour faire comprendre qu'une boulette de poisson faite par nos mères ou grand-mères n'était pas la même que celle que nous achetons dans les plats surgelés, nous avons aidé les uns et les autres à manger intelligent.

Comme nous mangeons globalement plus que ce que nous devrions manger, connaître la composition exacte des produits que nous utilisons permet de se mettre au régime en toute connaissance de cause.

Mais il fallait encore aller plus loin. Passer à la phase 4 de l'éducation aux régimes : faire le point précis sur ces derniers. Notamment parce que je connais le côté cyclique de la prescription des régimes. Régulièrement, en effet, après une vague de raison apparaît toujours un bon vendeur de régime miracle – adossé ou non à une boîte –, une méthode, une bouteille d'eau, une théorie tellement absurde qu'on ne sait même pas comment la contester, un titre ronflant que les médias peuvent exploiter deux fois, d'abord en l'encensant puis en le critiquant... De ces « solutions formidables » qui, depuis dix ans, ont fait mettre en avant tour à tour les sachets de protéines, Atkins, l'ananas, les brûleurs de graisses, avant de revenir au point de départ : les régimes propres.

Devant ce phénomène récurrent, il m'a paru essentiel de rééditer le *Savoir maigrir*, mais cette fois amélioré grâce à toutes les remarques qui m'ont été faites. À savoir la nécessité de proposer en plus des menus et des recettes permettant de simplifier la vie des gens aspirants aux kilos en moins et de leur mâcher, sans jeu de mots, le travail, mais aussi enrichi des dernières découvertes de la science dans ce domaine.

Sur ce point que constate-t-on ? Qu'on a enfin supprimé – c'est heureux – la plupart des médicaments dangereux suite à l'intervention de mes confrères et de moi-même, comme les amphétamines ou les pseudo-amphétamines qui n'en étaient pas mais en avaient toutes les caractéristiques ! Mais qu'on a vu renaître certains produits imaginatifs, genre antidiabétiques d'un petit intérêt pour le diabète, mais sans aucun avantage pour l'amaigrissement ! Ils se vendent de bouche qualifiée à oreille distraite, un laboratoire envoyant un représentant auprès d'un médecin pour lui faire comprendre, sans l'écrire, que le médicament qu'il promet fait maigrir bien que ce ne soit pas son indication, et l'inciter à le prescrire. La méthode est vieille comme le monde : c'est l'effet du placebo, à savoir que quand on donne n'importe quelle pilule à quelqu'un qui souhaite maigrir, on a une chance sur deux d'obtenir le résultat. Autre principe, pour le moins spécieux, en limitant les pulsions de sucre par l'intermédiaire d'un antidiabétique, cela rend peut-être service à deux voire cinq pour cent des situations mais cela peut s'avérer dangereux.

L'ennui, c'est que tout cela ne sert pas à grand-chose et peut avoir des effets secondaires graves alors que savoir maigrir est, au final, quelque chose de relativement simple. Ne s'agit-il pas, ni plus ni moins, d'adapter la ration énergétique d'un individu à la situation dans laquelle il se trouve ?

Le geste le plus difficile, c'est en fait de changer radicalement ses habitudes et de dire non à toutes les tentations pour leur préférer un bénéfice : l'amaigrissement !

Ce qui varie la plupart du temps dans l'acte de savoir maigrir, c'est à la fois l'usage des aliments à notre disposition, les proportions que l'on privilégie et le mode de vie que l'on adapte ou subit. Il est ainsi évident que certains régimes à 1 200 calories peuvent vous faire fondre quand vous avez vingt ans, mincir quand vous en avez cinquante mais être totalement inefficaces à soixante-dix. De la même façon, si vous utilisez en permanence des matières grasses d'assaisonnement, si votre appétit du sucre augmente progressivement, si vous montez régulièrement vos rations à cause d'un stress ou d'une espèce d'euphorie ambiante, vous risquez fatalement de regrossir.

Ce qui revient à confirmer qu'au bout du compte le paysage de l'amaigrissement n'a pas changé depuis cinquante ou soixante ans et que chaque congrès sur l'obésité n'apporte pas de révolutions, juste des micro-renseignements certes intéressants pour la recherche fondamentale avec peu de répercussions majeures sur le fait même de maigrir, les choses étant figées.

Dès lors, on hésite toujours à écrire un livre proposant différents régimes dans la mesure où il faudrait en fait personnaliser chaque prescription diététique. Cependant, comme tout le monde ne va pas chez un médecin, comme personnellement je dispose de nombreuses bases standards que, en fonction des personnes que je vois, j'ai jugé utile de présenter, dans cette nouvelle édition de *Savoir maigrir*, une palette de régimes beaucoup plus variée, offrant le choix à tous en fonction de ses goûts comme de ses envies. Puisque tous les régimes font maigrir, à chacun de piocher parmi eux celui qui le motive le plus.

La caractéristique d'un bon régime c'est, comme dirait

M. de La Palice, de faire maigrir. Mais il est essentiel que cela arrive à un rythme satisfaisant (3 à 4 kilos par mois semblent tout à fait raisonnable), que cette restriction alimentaire ne relève pas du calvaire ni ne soit trop éloignée des habitudes alimentaires. Bref, qu'on le fasse avec le sourire et sans mettre sa vie en péril. Ainsi, il ne doit pas être carencé, les aliments étant les piliers de notre bien-être. On le sait : la prévention des maladies et la bonne santé passent par l'assiette. Enfin, tout régime se doit de permettre la flexibilité, l'adaptation personnelle.

J'ai aussi tenu à introduire dans cet ouvrage des techniques de régimes plus brutales, mais efficaces, parce que, depuis quelque temps, nous savons que la quasi-totalité des amaigrissements radicaux prescrits sur des périodes courtes est inoffensive dès lors que l'on surveille les apports en vitamines, minéraux et protéines. Vous allez donc pouvoir disposer du fameux régime soupe que j'avais créé en 1999, solution efficace que vous pourrez modifier au gré de votre appétit, ainsi que d'autres menus et recettes propices à l'amincissement plaisir.

De la même façon qu'il existe dans les régimes des méthodes de base avec des seuils standards à 600, 900, 1 200 ou 1 400 calories, il existe également des profils psychologiques qui se ressemblent et c'est un facteur. Voilà pourquoi vous lirez également dans cet ouvrage des histoires de régimes réelles, vécues, personnelles bien sûr mais surtout universelles parce qu'elles vous éclaireront sur vos propres préoccupations.

Mais, à la façon d'un auteur de contes ou d'histoires, laissez-moi d'abord vous raconter comment tout ceci est arrivé...

Prologue

POURQUOI J'AI VOULU PARLER DES RÉGIMES

Grossir, puis maigrir, et *bis repetita*. Je vis dans les régimes depuis des années. Non comme patient, mais comme praticien. Or, en vingt ans, beaucoup de choses ont changé... sauf l'envie d'avoir un corps plus svelte. Pourquoi ? En abordant ce livre, je m'interroge encore. Autant de questions qui, je l'espère, auront trouvé un début de réponse après sa lecture.

*

Tout a commencé à l'hôpital Bichat où j'ai débuté ma carrière de nutritionniste en me servant... des moyens du bord. Je disposais en effet à l'époque de quatre documents polycopiés intitulés 220 kilocalories, 600 kilocalories, 900 kilocalories et 1 400 kilocalories. Selon la personne concernée et les questions que je posais durant la consultation, je choisissais l'une de ces options et la remettais à mon patient en lui recommandant de s'y tenir et de revenir me voir quelques semaines plus tard, histoire de voir si ces « menus » fonctionnaient. Et, régulièrement, j'avais le bonheur d'enregistrer quelques succès.

Pourtant, si j'étais flatté lorsqu'un patient me remerciait de ses progrès, je savais pertinemment que le mérite en revenait surtout au polycopié qu'avait rédigé mon chef de service de l'époque, le professeur Apfelbaum. Résultat, au fond de moi une petite voix me susurrait que je ne pouvais en rester là. Certes mon taux de succès n'était pas inférieur à celui de mes collègues... mais il n'était pas non plus meilleur ! Pire, chaque échec me mettait mal à l'aise. Comme je ressentais fortement l'attente de mes patients, de plus en plus, je m'attardais sur les questionnaires que je leur proposais, lesquels m'apportaient, au fil des mois, des informations qui, par la suite, s'avérèrent fort utiles.

En plus des renseignements administratifs habituels, le texte cherchait à en savoir plus sur trois grands points : l'histoire, avec une précision à différents âges, de la prise de poids du patient avec ses antécédents génétiques et son état de santé général. Au fur et à mesure, j'ai inventé d'autres questions qui me permettaient de créer un contact spécifique avec les patients et d'élargir mon champ de vision. Aujourd'hui, c'est la méthode que je pratique toujours.

C'est une de ces questions qui a créé en moi le déclic libérateur : « Qu'attendez-vous de l'amaigrissement ? » Alors que la quasi-totalité des réponses étaient : « Être mieux dans ma peau », de temps en temps, je recueillais un laconique et finalement assez logique : « Maigrir. » J'ai été longtemps désarçonné en lisant ce fameux « maigrir », tant j'étais persuadé que la réponse « être mieux dans ma peau », de loin la plus courante, constituait la normalité. C'était là l'erreur. Il n'y avait pas une réponse meilleure que l'autre : les deux se complétaient.

★

Ces consultations, que nous étions plusieurs à assurer, dépendaient à Bichat d'un « service de nutrition » qui ne portait pas ce nom mais le titre ronflant de « laboratoire d'analyses métaboliques », comme si ce terme un peu académique en justifiait mieux l'existence. Si notre activité principale était le suivi de l'amaigrissement de nos patients, durant la cérémonie du « staff » qui réunissait chaque semaine les soignants censés parler de l'activité générale du service et de certains cas particuliers, nos discussions portaient plutôt sur les statistiques de l'aspect génétique de l'obésité, sur les troubles du métabolisme de l'obèse, sur les biopsies des tumeurs graisseuses, sur les électrophorèses de lipides... En somme, nous palabrions avec certitude loin de la réalité de nos patients. Volontairement ou inconsciemment, nous étions peut-être « à côté de la plaque ».

J'ai fini par comprendre que, pour mes collègues plus âgés ou plus titrés que moi, il était vulgaire de parler de l'obésité et des méthodes d'amaigrissement. Est-ce parce que l'aristocratie médicale ne s'intéresse qu'aux sujets incompréhensibles par les non-médecins ? Bien sûr, j'étais conscient qu'un jeune médecin remet difficilement en cause le corps dont il est l'un des produits, mais proposer l'une des quatre feuilles polycopiées en guise de traitement à une personne qui se sent mal dans sa peau et veut y remédier m'apparut vite comme un aveuglement relevant soit du mépris, soit du désintérêt le plus total.

J'ai néanmoins sagement continué mon travail, m'intéressant de plus en plus aux petites choses que me racontaient mes interlocuteurs. Sans réussir cependant encore à faire le lien entre les formes de surpoids que j'observais et les résultats que je constatais. Je souffrais sincèrement de la détresse que je voyais et de l'impuissance que j'avais à la soulager.

★

D'autant que des amis médecins m'expliquaient ne pas comprendre mon insistance à exercer dans un domaine qu'ils considéraient comme indigne d'un disciple d'Esculape. Pour eux, tout se résumait à deux postulats : « Un gros est quelqu'un qui mange trop » et « Pour maigrir il faut ne pas manger. » Or, ce qui se passait dans mon cabinet n'avait rien à voir avec des jugements aussi caricaturaux. Être gros n'était pas seulement peser un poids important, c'était également une façon d'exprimer quelque chose ! Vouloir maigrir avait une autre signification que vouloir peser moins lourd. Le fameux « être mieux dans ma peau » possédait donc un sens bien particulier. Les réponses standardisées que je fournissais ne correspondaient pas à la demande et encore moins aux espoirs des gens qui me consultaient. De plus en plus convaincu que nous faisions fausse route, j'ai poursuivi plus de deux ans mon expérience en solitaire, inventant au fil des jours de nouvelles méthodes d'observation. Deux d'entre elles m'ont semblé importantes et m'ont ouvert d'autres horizons.

Dans un cas, j'ai donné les régimes de façon aléatoire. Tous les lundis, je proposais un régime à 900 kilocalories, les mardis un autre à 1 400 kilocalories..., le seul jour de la semaine guidant mon choix. Ensuite, j'ai comparé les taux de réussite un mois puis trois mois plus tard. Entre le groupe du lundi et celui du mardi, il n'y avait pas la moindre différence de résultats. En revanche, en comparant les groupes du lundi et du mardi avec le groupe-test pour lequel je personnalisais le régime, je notais une différence positive. Hélas ! si cette expérience était gratifiante sur le plan intellectuel, l'écart de réussite entre les deux situations n'était guère satisfaisant puisqu'il ne représentait pas plus de 10 %. J'en conclus donc que, *primo*, la décision de maigrir était déterminante pour la réussite de l'amaigrissement et que, *secundo*, à chaque individu devait correspondre un régime spécifique. Finie la standardisation, vive la personnalisation !

Dans le second cas d'étude, j'avais choisi de suivre certains patients toutes les semaines, d'autres tous les quinze jours et d'autres tous les mois. Ceux que j'ai le plus stimulé par nos rencontres hebdomadaires maigrissaient mieux et plus. En les voyant souvent, j'améliorais le contact que j'avais avec eux, je les encourageais, j'en apprenais plus sur leur vie, et je leur enseignais doucement la diététique. Ce n'était pas tout à fait de la psychothérapie, mais ça y ressemblait. Si ce qui survenait dans la vie des gens pouvait être à la base de l'envie de maigrir, rechercher l'élément déclencheur de la prise de poids dans leur vie pouvait être aussi une des clés du succès.

★

À lire cela, on peut se demander pourquoi personne n'y avait songé plus tôt et pourquoi cela ne m'apparut pas plus rapidement. En toute franchise, je l'ignore. Peut-être l'état d'esprit général occultait-il la réalité ? Mais un déclic s'était produit et m'avait forcé à regarder autrement les personnes désireuses de maigrir. Je reconnais qu'il m'a fallu du temps pour réaliser l'importance que prenait la minceur dans la société et que derrière elle se cachait une nouvelle forme de contrainte psychique ; comme il m'a fallu du temps pour accepter de me démarquer de l'académisme rigide de la médecine et de la tentation de céder au charlatanisme qui guette les praticiens dès qu'ils écoutent les marchands de médicaments, se laissent convaincre par les fabricants de moulinette à cellulite, ou séduire par la soif de médiatisation et de revenus rapides offerts par une industrie alimentaire désireuse de promouvoir sa gamme diététique. Mais ce temps n'a pas été forcément perdu : fort de cette analyse, j'ai élaboré une sorte de mode opératoire en quatre temps.

Premièrement, je recueillais des données pour faire des statistiques. Deuxièmement, je prescrivais un bilan biologique pour éviter qu'un patient entrant à l'hôpital ne soit atteint d'une maladie métabolique. Troisièmement, un patient n'ayant pas de résultat biologique perturbé recevait un des quatre feuillets magiques. Et, quatrièmement, s'il n'allait pas bien psychologiquement, je l'adressais à un psychiatre, séparant la partie qui souhaitait maigrir de celle qui présentait un trouble psychologique.

Et puis, nanti de ce bréviaire que j'estimais incomparable, j'ai déposé ma blouse au vestiaire pour m'installer à mon compte, convaincu que j'allais régler les problèmes de poids de tous ceux qui me consulteraient. C'était audacieux, présomptueux même, je l'avoue, mais pas vraiment réaliste. Car j'avais encore – je le sais aujourd'hui – beaucoup à apprendre de la pratique et des rencontres quotidiennes avec mes patients.

★

J'ai alors mis le pied dans de nouveaux univers tout aussi responsables de l'envie de maigrir qui hante notre société. Je suis ainsi successivement devenu consultant médical pour un laboratoire pharmaceutique, puis rédacteur dans un journal édité par un distributeur alimentaire.

En ma qualité de consultant, j'en fis de belles, me faisant malgré moi complice de certaines pratiques que je juge aujourd'hui peu recommandables. J'appris à manier toutes les ficelles de la communication pour inciter les médecins à prescrire des médicaments permettant de maigrir ; à former des visiteurs médicaux en insistant sur les points forts du produit dont je parlais, les transformant ainsi en simples représentants de commerce ; bref, à user de toutes les techniques de persuasion de l'industrie pharmaceutique, sans connaître pour autant les vraies vertus du médicament vanté. Ayant réalisé que tout cela ne profitait qu'à ceux pour qui je travaillais, un jour, j'ai cessé de jouer avec le feu.

En acceptant une fonction de responsable de rubrique dans le journal d'une chaîne d'hypermarchés, je sombrai alors dans l'un des travers bien-aimés de nombreux médecins : le mélange des genres. Je rédigeais en effet des articles sur les différentes gammes de produits, qu'il s'agisse de yaourts, de fromages, de viande ou de poisson, dont j'exaltais les vertus. Il ne me venait même pas à l'idée, pas plus qu'aux concepteurs du journal, que nous mettions en avant la valeur nutritionnelle des produits non pour informer le consommateur mais pour lui distiller une autre motivation d'achat que la saveur. Le pire, c'est que je recevais en retour du courrier de lecteurs m'interpellant sur la différence entre kilojoules et kilocalories ou sur les teneurs en vitamines ou minéraux des produits évoqués. Le consommateur entrait totalement dans notre jeu... D'une certaine façon, nous avions donc gagné mais en fait perdu. Sans nous en rendre compte, nous sculptions les esprits et les mentalités, formant toute une génération de personnes qui, bientôt, entreraient dans la spirale infernale du régime à tout prix, atteintes du virus le plus féroce qui soit : maigrir coûte que coûte, par tous les moyens, les plus sournois comme les plus évidents. L'ère des kilos en trop allait commencer. Une ère où chacun allait plonger sans connaître le dessous des cartes.

★

C'est donc ce dessous des cartes que je souhaite révéler ici. Car on ne maigrit bien que lorsqu'on maigrit intelligemment. Lorsqu'on sait déjouer les pièges de la représentation que véhiculent les médias et la mode, lorsqu'on n'ignore pas les méthodes habiles avec lesquelles l'industrie agroalimentaire essaie de faire grossir la population – tout en prétendant le contraire. Lorsqu'on sait trouver au plus profond de soi les raisons qui nous ont poussé à enfler et celles qui vont nous aider à mincir. Dénoncer pour apprendre et mieux faire, tel est l'objectif de ce livre. Histoire de comprendre qu'un régime ne s'improvise pas et a toutes les chances de réussir dès lors qu'on y attache vraiment du prix.

Première partie

LE CULTE DE L'IMAGE

La beauté : un mot intemporel mais qui, à chaque époque, a connu sa définition particulière. Qu'ont en effet en commun, pour ne prendre que des exemples pas si anciens, les plantureuses Baigneuses *de Renoir et les androgynes et menues Twiggies des* sixties *? Rien, sinon qu'elles correspondaient les unes et les autres aux archétypes de leur époque. En somme, à chacun sa beauté, son mirage. Plusieurs facteurs définissent la beauté – les vêtements, la coiffure, le maquillage, les bijoux et... la graisse !*

En surplus ou à éliminer, on ne jure que par elle. Qu'on la vénère ou qu'on s'échine à la faire fondre, chaque génération depuis toujours s'est déterminée par rapport à elle. En cette aube du troisième millénaire, elle n'est plus admise, comme au XVIIIe *siècle, mais au contraire pourchassée. Parce que la notion même de beauté règne en maîtresse.*

Fi des hypocrisies désormais : le mythe de la beauté intérieure est définitivement abandonné. Il n'y a plus aucune gêne à aimer, à reconnaître, à exhiber la beauté. Un seul exemple l'atteste, symptomatique de l'état d'esprit actuellement en vogue : l'élection de Miss France. Autant, dans les années 80, celle-ci représentait le comble de la médiocrité, incarnant l'une des visions les plus réductrices de la femme, autant aujourd'hui les grandes chaînes de télévision se battent pour en obtenir les droits de retransmission. Les mœurs ont changé, notre regard aussi : plus personne ne pense au côté ringard de la cérémonie, tout le monde se réjouit de voir de jolies femmes défiler à l'écran. Comme tout le monde achète des magazines féminins parce que des top models – qui ont volé la vedette aux vêtements – y sont en couverture, comme la pub nous vend à longueur de spots ou d'affiches des silhouettes filiformes, stéréotypées.

Pas de doute, c'est désormais l'image qui compte. Des images qui entrent dans tous les foyers et façonnent les esprits. De quoi créer un idéal de beauté personnel peu à peu tyrannisant et ravageur. Et ce avec la complicité de la presse, de la mode, des médias, voire des médecins. Un comble ! Comment, dès lors, tant de femmes ne souhaiteraient-elles pas ressembler à ces nouvelles icônes et idoles... qui ne connaissent ni les poignées d'amour ni les surcharges pondérales. La beauté ayant changé, les femmes veulent aussi être différentes. Sans savoir, hélas ! que ce qu'elles croient être leur libre arbitre et leur propre vision d'elles-mêmes dépend bien souvent d'un matraquage des esprits.

Chapitre 1

LA REINE DE BLANCHE-NEIGE ET SON MIROIR

Tout le monde connaît l'histoire de Blanche-Neige et ses démêlés avec la méchante reine. Dans le dessin animé de Walt Disney, lorsque la reine interroge son miroir, le visage qui se dessine est le sien. Elle lui (se) parle, lui (se) demande tous les jours si elle est belle. Lequel miroir lui répond ce qu'elle veut entendre... jusqu'au jour où ! D'une certaine manière, la reine nous ressemble. Elle est heureuse quand l'image qui lui revient la satisfait, flatte son ego et sa rétine. La marâtre se sent bien lorsqu'elle se sait la plus désirable, mais devient féroce et triste dès qu'elle ne l'est plus. Qui pourrait jurer n'avoir jamais ressenti cela ! Comme elle, nous sommes confrontés de façon permanente à l'image que nous nous faisons de notre beauté ; la vision que nous avons de nous-mêmes définissant notre bien-être.

★

Franck et Virginie sont deux de mes amis. Voici quelques années, nous sommes partis en vacances dans un hôtel américain où nous disposions de trois types de loisirs : la gymnastique, la plage et les repas au restaurant. Mes amis, plutôt « sportifs », observent scrupuleusement l'évolution de leur poids toute l'année, portent la plus grande attention à leur alimentation, sans jamais s'accorder de répit. C'est d'ailleurs une des grandes joies dans notre cercle que de nous moquer gentiment de ce travers, pas un dîner avec eux ne se déroulant sans qu'ils ne nous parlent de leurs rondeurs supposées et de leurs difficultés à maintenir leur corps en forme. Mais pendant ces vacances, à notre grande joie et surprise, nous les avons vus manger à leur guise. Chaque jour nous pratiquions la gymnastique, et constations que leur poids s'abaissait de 100 ou 200 grammes. Franck gonflait même ses biceps sans arrêt pour nous faire observer ses progrès, tandis que Virginie osait enfiler des maillots de plus en plus échancrés. Vacances réussies, donc ! Franck et Virginie ont fait du sport, ont maigri et ont retrouvé la silhouette qu'ils aiment.

★

Pourquoi raconter ces deux histoires *a priori* sans rapport ? Évidemment parce qu'il en existe un. Dans le cas de la reine de Blanche-Neige, c'est son obsession de la beauté qui conditionne son humeur. Très belle, elle est très heureuse ; laide, elle devient dépressive. Dans le cas de mes amis, quand ils se sentent beaux, ils s'épanouissent. S'ils se sentent moins parfaits, ils sont contraints et moins heureux. Il y a donc à l'évidence une relation entre l'image que nous avons de nous-mêmes et l'humeur dans laquelle nous sommes. Une relation qui fonctionne dans les deux sens : heureux, nous nous sentons beaux ; beaux, nous nous sentons souvent heureux.

*

Dans cette démonstration, un paramètre reste évidemment flou, c'est celui de la beauté. Qui définit la beauté ? Comment la caractérise-t-on ? Au fil des siècles, on le sait, elle a évolué. Les femmes de la préhistoire avaient des hanches larges et des fesses rebondies. Au Moyen Âge, la femme apparaissait plutôt fluette. Sous Louis XIV, mieux valait avoir des formes tandis que les êtres au corps maladif de la période des romantiques incarnaient l'idéal féminin sous prétexte que la pensée était supérieure au corps !

Au cours du xxe siècle, les formes des femmes changent à nouveau considérablement. En chair et pulpeuses avant 1914, elles s'amincissent au fil des ans. Aux garçonnes chères aux années 20 et 30 et à Victor Margueritte, succèdent des corps moins secs mais des visages tout aussi fins dans les années quarante. Ensuite, les lignes reprennent de la souplesse et des rondeurs avant, à la fin des années soixante et au début des *seventies*, le règne de personnalités plus typées.

Il en a été ainsi tout au long de notre civilisation, la femme donnant l'impression de posséder une silhouette à géométrie variable où hanches, fesses et seins diminuent ou augmentent selon les périodes, voire les régions.

À vrai dire, au temps où la planète n'était pas « mondialisée », il importait peu que les femmes africaines n'eussent pas le même genre de beauté que les femmes de type occidental, celles du Moyen-Orient ou leurs consœurs des pays asiatiques. Le problème, car à mon sens c'en est un, c'est que, à notre époque, ce sont les médias qui définissent l'idéal de beauté. Des médias qui, groupes de presse internationaux et *world culture* obligent, façonnent cet idéal et véhiculent aux quatre coins de la planète les mêmes critères de séduction, de choix de représentation Les particularismes régionaux, nationaux ou continentaux de la beauté tendent à s'estomper au profit de portraits-robots d'une incarnation féminine capable de plaire à tous. Ce sont les mêmes top models qui ornent les couvertures de magazines partout, les mêmes actrices qui tiennent l'affiche à New York, Paris, Hong Kong, les mêmes idoles qui hantent les petites lucarnes et les clips vidéo. D'où la création d'un *world style* dont on ne mesure pas assez les effets sur les foules. Car à de telles idoles, beaucoup rêvent de ressembler. Et quand elles sont maigres comme des clous, androgynes, anorexiques ou arborent des poitrines siliconées, cela entraîne des réactions en chaîne imprévues... et une uniformisation des femmes. Avec tous les inconvénients et même les drames que cela peut induire. Un nouveau monde se dessine où, pour être bien dans sa tête, comme la reine de Blanche-Neige ou mes amis Virginie et Franck, certains désirent plus que tout se faire celle des autres et montrer des corps qui ne sont pas réellement les leurs. Un monde qui n'est, pour nombre d'aspects, ni plus ni moins qu'une tyrannie. Maigrir, soit, mais maigrir bien, en... se respectant, là est l'essentiel.

Chapitre 2

LA TYRANNIE – VARIABLE – DE LA MODE

Or, pour se respecter, encore faut-il ne pas vouloir absolument correspondre en tout point aux diktats que certains papes de la mode, photographes et publicitaires, tentent d'imposer. Sous peine de s'y perdre ou de devoir changer d'objectif à intervalles réguliers. On constate en effet que les campagnes de publicité véhiculent des tendances opposées tous les cinq ans. Avec des messages martelés pendant plusieurs mois, puis d'autres, assenés tout aussi férocement, proposant l'inverse, comment parvenir à avoir une ligne de conduite... ferme et cohérente ? C'est à chacun, pour être bien avec lui-même, d'aller au-delà de ces tyrannies organisées. Mais encore faut-il en prendre conscience.

*

Après quelques années où les top models à grain de beauté – type Cindy Crawford –, à cheveux blonds – Claudia Schiffer – ou à longues jambes – Elle McPherson –, affichaient des formats sensuels et fort féminins, j'ai cru noter à la fin des années 80 une inversion de tendance dramatique rendue publique par les publicités Calvin Klein où un adolescent et une adolescente posent côte à côte sans que l'on perçoive de réelle différence entre eux. Une longueur de cheveux qui varie de quelques centimètres, des épaules et des hanches pareillement étroites, une taille identique, le torse du garçon peu développé et la poitrine de la fille pas davantage, ces images, fort esthétiques, changeaient la donne. Vive l'androgynie – qui était la fille, qui était le garçon ? – renforcée par des vêtements similaires. La campagne impulsait à la fois un mode de pensée et un mode d'habillement. Calvin Klein s'affichait jeune et dans le coup ! Pour se fabriquer une réputation, la marque devançait et utilisait une tendance appelée à se développer. Dès lors, toute une génération d'adolescents, souvent au mépris de la vérité physique, a voulu singer ces clichés. Jusqu'à virer à l'anorexie pour certains. Kate Moss, le mannequin photographié, est devenue une image emblématique, une star, comme l'avait été Twiggy dans les années 60 à 70.

★

Cette tendance, au-delà des dégâts involontaires, eut d'autres répercussions. Pendant un temps, la différenciation homme-femme a été estompée, tant dans le look que dans la morphologie idéale que réclamaient certaines jeunes patientes. Pourtant, alors que je pensais que c'était le début d'un mouvement, quelques saisons plus tard survint le retour de balancier : la différenciation homme/femme restait un des fondements de notre humanité et sa disparition n'était pas d'actualité. Mieux, les femmes revendiquèrent à nouveau leur poitrine alors que les hommes abandonnaient momentanément leurs muscles au profit de leurs émotions ou de leur tendresse, comme l'ont montré d'autres publicités.

Un exemple qui démontre, à mon avis, que l'idéal de beauté se définit aussi bien sous l'impulsion que lui donnent les acteurs économiques de la société que sous celle des individus eux-mêmes. Le problème est que si un déséquilibre s'installe – ce que je dénonce pour la période actuelle –, notre société vivra dans un climat d'inquiétude et d'anxiété. Et les aspirants à la beauté aussi...

Chapitre 3

LE RÈGNE FURTIF DES GROSSES

Un phénomène assez original est apparu il y a quelques années : quelques femmes obèses, médiatisées notamment par Anne Zamberlain et Sonia Dubois, ont revendiqué haut et fort leur droit à la différence. Invitées sur des plateaux de télévision, elles dénonçaient leur rejet par la société. « Notre corps nous appartient, disaient-elles. Nous sommes heureuses comme nous sommes, c'est à vous de changer. » On les entendait donc pourfendre la minceur portée aux nues, la volonté tyrannique de maigrir, et prétendre faire accepter aux autres le droit d'être grosses. On les entendait aussi expliquer que leur conjoint les trouvait plus « confortables », « maternelles » aussi.

Instinctive, notre réaction fut : « Au fond ces femmes ont raison ! » Nous admirions le fait qu'elles s'expriment et leur courage pour affronter le regard des autres. Leur ténacité forçait le respect et beaucoup sentaient grandir en eux la flamme du malaise : on avait été trop durs avec elles. Le message sous-jacent qu'elles laissaient passer était simple : « Un peu de tolérance, que diable ! L'essentiel reste de bien vivre sa différence pour en être heureux. »

À l'époque, j'étais peut-être un des rares à ne pas y croire. Je ne pensais pas qu'elles avaient tort. Mais une petite voix me disait que si leur revendication était légitime, courageuse, elle aurait du mal à tenir sur la durée. Parce que l'opinion du plus grand nombre reste plus forte que la volonté individuelle, fût-elle bien ancrée. Ce qui m'alertait, en fait, c'était les regards de ces femmes. Au-delà des paroles que j'écoutais, je percevais un désarroi intérieur. À la vérité, elles tentaient d'obtenir quelque chose de quasiment impossible, non de la société, mais d'elles-mêmes.

*

Professer des vérités dans les médias ou à la radio leur permettait d'être entendues, certes, mais ne suffisait pas à convaincre. Même si les regards de la foule se sont moins détournés des obèses qu'auparavant et si le droit à l'obésité a certainement été mieux reconnu grâce à elles qu'il ne le fût par la suite ou qu'il ne l'avait été auparavant, elles demeuraient des archétypes de « la grosse ». On les faisait parler uniquement sur ce sujet, les renvoyant sans cesse à leur enveloppe extérieure. Or, ces femmes souhaitaient exprimer leur incapacité à obéir à la loi collective de la société. Elles ne revendiquaient pas d'être dodues, mais traduisaient leur gêne de ne pas arriver à être minces. Elles avaient seulement contourné l'obstacle : en se disant que si elles n'arrivaient pas à maigrir, il fallait qu'on les accepte comme elles étaient. Mais comme pour la reine de Blanche-Neige, c'était elles-mêmes qui se reflétaient dans le miroir et qui refusaient ce qu'elles voyaient. D'une certaine manière, elles se servaient des médias pour entamer avec les autres une relation de psychothérapie. Derrière les défilés de mode et les groupes de danse auxquels elles participaient, je notais une immense détresse, douloureuse et pathétique.

*

Aujourd'hui, que sont devenues ces femmes ? La plupart ont recommencé des régimes, d'autres ont connu des fins tragiques. L'une d'elles a même conclu son expérience par un... amaigrissement spectaculaire, réussi essentiellement avec l'aide de son psychiatre, ce qu'elle a eu le courage de dire et d'écrire dans un livre, preuve s'il en est que leur droit à la différence avait d'une certaine manière échoué.

En entrant dans leur jeu, nous n'avons été qu'hypocrites. Parce qu'elles voulaient réformer l'idéal de société du moment, les médias et nous-mêmes les avons vues comme des phénomènes de foire. Combien de téléspectateurs se sont dit en les observant dans des reportages optimistes : « Elles ont raison... mais je n'aimerais pas être comme elles ni me montrer à leur bras. » Le discours intellectuel – accepter les obèses, c'est accepter la différence d'autrui – recouvrait une forme de voyeurisme qui, autant que les propos intelligents qu'elles ont tenus, a suscité l'intérêt autour de ces femmes... Mais ce fut un intérêt sans lendemain. Car, dix à quinze ans plus tard, nous en sommes au même point. Si les médias et l'opinion trouvent sympathiques les revendications des femmes obèses, la majorité d'entre elles ne désire qu'une chose : mincir pour rentrer dans la norme et ne plus affronter les regards furtifs qui d'abord détaillent puis se détournent. Qu'il soit sympathique, drôle ou jovial, dans tous les esprits, le poids reste l'ennemi.

Deuxième partie

LA VICTOIRE DE LA TENTATION

Les sondages l'attestent : rien ne vaut la silhouette sylphide. À force de matraquage publicitaire et médiatique, un Français sur trois s'estime trop gros. Si dans certains cas ce sentiment repose sur la réalité – cent mille personnes meurent chaque année des conséquences de l'obésité –, la plupart du temps il s'agit d'une impression plus que d'une vérité. Ce qui entraîne une véritable dictature de la minceur... laquelle prend son essor de concert avec la volonté des grands groupes alimentaires de nous faire toujours plus manger. Du riche comme du pseudo-traditionnel et, bien sûr, du light *! Manger pour maigrir, le plus gros des paradoxes est devenu une réalité très lucrative.*

L'ennui est qu'on ne peut faire confiance aveuglément aux discours officiels de ces sociétés. Tant et si bien que nous arrivons aujourd'hui à un autre paradoxe : l'existence de modes alimentaires parallèles et contradictoires où l'on peut voir les membres d'une même famille manger de façon totalement dif-

férente selon les générations mais arriver au même résultat – le sentiment d'être trop gros –, où les vrais vainqueurs de la course au poids sont ceux qui nous poussent à avaler tout et n'importe quoi en métamorphosant nos habitudes et les règles de base, où le but caché n'est pas de mieux se nourrir mais d'engraisser ceux qui nous nourrissent. Comment mincir dans ces conditions ? Comment parvenir à voir son tour de taille s'affiner quand d'un côté on est harcelé par les images de mannequins graciles et de l'autre tenté par des rayons de supermarchés débordant de produits aux compositions étranges ?

La tentation étant partout, comment ne pas y succomber ?

Chapitre 4

LES FAÇONS DE MANGER CHANGENT AVEC LES GÉNÉRATIONS, PAS LE DÉSIR DE MAIGRIR !

Jeanne, à 70 ans, est venue me consulter pour perdre quelques kilos. Comme cette opération s'est plutôt bien déroulée, elle m'a adressé sa fille Christiane. Celle-ci a également maigri et, pendant les consultations, a eu l'occasion de me parler de sa propre fille, Gaëlle, laquelle avait tendance à prendre du poids. J'ai donc pu observer dans cette famille trois types de modes alimentaires. Trois modes différents... qui ont donné le même résultat : une surcharge pondérale.

★

Jeanne, la grand-mère, se nourrit de la façon suivante . au petit déjeuner, elle boit un café au lait accompagné d'une ou deux tartines de beurre et de confiture. Des tartines de pain complet, surtout, précise-t-elle, car elle est souvent constipée. Elle ne grignote pas dans la journée mais, le midi, avale en général de la charcuterie ou une salade, puis un plat en sauce. En guise de dessert, elle mange des produits laitiers et des fruits. Comme le lui a appris sa mère, elle se contente d'un repas plus léger le soir : un potage, une tranche de jambon ou un œuf, un peu de purée. Elle accompagne parfois son mari en finissant le repas par un verre de vin au moment du fromage.

La mère, Christiane, consomme au petit déjeuner du thé sans sucre. Elle adore les petits pains suédois, qu'elle racle avec de la margarine, « pour ne pas grossir », et prend parfois une orange pressée pour conclure son repas. Le midi, comme elle n'a pas toujours le temps de quitter le bureau, elle se fait livrer des sandwichs ou des salades. Lorsque son emploi du temps le lui permet, elle va déjeuner à la brasserie près de son travail, où elle commande un plat du jour (petit salé aux lentilles, steak-frites, etc.). Dans l'après-midi, si elle ressent un petit creux, elle achète une barre de céréales ou un chocolat au lait au distributeur automatique de l'entreprise. Lorsqu'elle rentre le soir, souvent affamée, elle se jette sur du pain et du fromage avant le dîner, repas durant lequel elle consomme plutôt des féculents ou des plats surgelés. Dans la soirée, elle grignote en plus quelques carrés de chocolat avec son mari.

Gaëlle, la petite-fille, a d'autres habitudes. Son petit déjeuner se compose d'un bol de lait avec des céréales, accompagné d'un verre de jus de fruits en brick. Dans la matinée, au cours de la récréation, elle partage avec ses amies des biscuits enrobés de chocolat, des berlingots de jus de fruits ou des céréales chocolatées. Le midi, elle mange à la cantine. Au menu : salade, viande ou poisson avec des légumes ou des féculents et, en dessert, des préparations lactées du type mousse au chocolat ou crème caramel. À seize heures trente, sa grand-mère vient la chercher à l'école avec un « quatre-heures » gourmand : un pain au chocolat. Si Jeanne ne peut venir, Gaëlle consommera à la maison des céréales avec du lait ou quelques gâteaux secs. Le mercredi midi, c'est fête : elle va avec des copines dans un fast-food où elle apprécie particulièrement les beignets de poulet avec des frites et un verre de cola. Le soir, elle préfère les pizzas aux plats surgelés que sa mère achète. Sauf quand ledit plat surgelé est encore une pizza. En dessert, elle raffole des mousses avec de la crème chantilly ou des flans au chocolat.

★

À travers ces vies et ces générations différentes d'une même famille, c'est toute l'évolution de notre mode d'alimentation qui apparaît. Traditionnelle, Jeanne tente d'équilibrer les choses et se réfère aux valeurs sûres et traditionnelles de la cuisine. Plus speedée, stressée par son métier, Christiane puise dans les rayons des supermarchés et les distributeurs à calories toutes les inventions de l'alimentation contemporaine, dans un désordre certain. Gaëlle, elle, pousse plus loin encore la mondialisation de sa nourriture... et le même déséquilibre.

Évidemment, une telle révolution des habitudes porte une grande part de responsabilité dans la difficulté que nous rencontrons actuellement pour faire maigrir les gens. Si la recherche du goût, du plaisir alimentaire individuel, a toujours été une constante de nos sociétés ; si la cuisine a heureusement toujours existé ; si les scènes de festins ou de préparations alimentaires, associées au plaisir, au sourire et à la joie, rapportées depuis la plus haute antiquité sont là pour en témoigner, nous découvrons aussi une telle diversité d'offres et de comportements que s'y retrouver confine fréquemment au défi.

★

Jusqu'à il y a quelques années, l'acte de se nourrir se limitait aux repas, trois à cinq au plus par jour : petit déjeuner, collation, goûter, souper, dîner étaient les seuls moments consacrés à l'alimentation. Mais aujourd'hui, à la roulette russe de la prise de graisse et du suicide par calories interposées, rien ne va plus. On oublie les horaires, on bouscule les règles, on satisfait une envie immédiate, on perd toute notion de discipline. C'est un chaos du comportement... dû à l'agroalimentaire. Rien n'est plus structuré, tout devient impulsion, tentation.

Les rythmes horaires et les quantités absorbées au cours de chaque repas varient. Selon les pays, les régions et les époques. La mode anglo-saxonne privilégie le repas du matin tandis que, dans les pays du Sud, le repas du soir est le plus important. Résultat, avec l'industrialisation de la nourriture, ainsi que le brassage des cultures, toutes les références se mélangent et s'accumulent, déstabilisant modes de vie comme organismes. Si cela favorise la découverte de nouvelles habitudes alimentaires telles que les snacks, les barres céréalières, les tapas, les sushis ou les pizzas, si les préparations culinaires les plus savantes et les plus exotiques se sont démocratisées, s'il n'est plus besoin de temps, de talent, de connaissances pour préparer un soufflé aux écrevisses grâce aux magasins de surgelés qui en proposent sur leurs étals, beaucoup se laissent séduire sans en anticiper les conséquences et, par accumulation de goûts, avalent n'importe quoi n'importe quand. Même un produit aussi simple que la pomme de terre n'échappe pas à ce phénomène. On la trouve en purée, prête à frire, en hachis, en lamelles, en soufflé, en pâté et on la mange à toutes les sauces. Sans, hélas ! avoir le sentiment d'exagérer. Sans parler de la restauration rapide, née outre-Atlantique, qui prolifère en Europe. Ni des chaînes de restaurants développant des concepts de nourriture régionale à prix modérés.

La conséquence de cette explosion des « saveurs » et de leur mise à disposition aisée est l'émergence de nouvelles occasions de manger plus vite et sans effort. L'opportunité aussi de dévorer sans scrupule avec l'explosion des produits dits *light*, censés favoriser la minceur. Ce qui constitue l'un des facteurs d'augmentation... de la prise de poids.

⋆

À travers cette évolution, on comprend mieux comment a fini par s'installer un mécanisme de panique alimentaire. Car, à côté de contraintes corporelles parfois contraires à l'évolution naturelle des individus, qui définissent un corps standard de référence, lequel ne tient compte ni de l'âge, ni de la morphologie individuelle, ni de la génétique, ni même du sexe, apparaît un choix infini de produits antiminceur. Or la société ne se contente plus de les proposer, mais elle pousse à leur consommation. Nous sommes donc entrés dans un monde particulièrement sadique qui, hypocritement, stigmatise le surpoids tout en encourageant les marchands de graisse !

L'état de détresse que je perçois régulièrement chez les candidats à l'amaigrissement est dès lors tout à fait normal. Car se glisse à l'intérieur du cerveau la tentation de manger des produits qui combinent à la fois la saveur et la rigueur. De nouveaux consommateurs sont désormais apparus : les amateurs de produits strictement allégés, les adeptes du tout *light*, du tout prêt, friands des substituts en tout genre. Les uns s'en remettent exclusivement à l'industrie alimentaire dont les étiquettes sont bourrées de propositions alléchantes. Les autres se confient au délice des informations médiatiques qui leur disent quoi faire. L'industrie alimentaire devient en quelque sorte le cuisinier individuel de tout un groupe.

Faut-il la condamner ? Son but, comme celui de l'industrie pharmaceutique, par exemple, est simplement d'étendre son influence, d'accroître sa production et son offre pour développer consommation... et chiffre d'affaires. En usant de toutes les ficelles du marketing, les industriels veulent offrir des produits qui correspondent au comportement alimentaire de chaque individu. Parce que plus la multiplication de l'offre est large, plus la consommation sera grande. Le talent suprême consiste même à développer des modes de consommation nouveaux ou, plus subtilement, à les créer. En disséquant, par des études savantes, le comportement du consommateur, ils savent l'inciter à une consommation de plus en plus importante et de plus en plus diversifiée. Car plus la confusion est grande, plus la tentation augmente... Hélas ! plus on achète, plus on mange, moins on réfléchit... et moins on mincit.

Chapitre 5

LE SUPERMARCHÉ, UN NOUVEAU TEMPLE

Samedi après-midi, un couple va faire ses courses au supermarché. Marie-Pierre, au régime toute l'année, tente de se restreindre tandis que Patrick, qui fait beaucoup de sport, essaie de s'alimenter sainement. Sans le savoir, l'un comme l'autre vont se faire piéger pendant leurs achats.

*

Au rayon pain, Marie-Pierre hésite. Elle se laisse souvent tenter par une baguette chaude et a tendance à en grignoter le croûton. Pour éviter cette mauvaise habitude, elle préfère acheter du pain en tranches. Elle croit même que dans le cadre des régimes, mieux vaut placer du pain complet dans son Caddie. Grosse erreur. Car la différence entre le pain complet et le pain blanc réside dans le fait que le premier est constitué de blé dont on n'a pas enlevé l'écorce : le seul bénéfice est donc une augmentation du volume des résidus dans les selles. En aucun cas, il ne peut la faire maigrir, contribuant tout au plus à améliorer son transit.

Pour cette jolie femme, une tranche est une tranche. Autre erreur ! Il suffit de prendre l'exemple des tranches de pain américain, si tendre et si moelleux : chacune d'entre elles pèse en moyenne entre 40 et 50 grammes. Dès lors, si elle en prend deux tranches au petit déjeuner, elle aura consommé 100 grammes de pain, alors qu'une baguette pèse 200 à 250 grammes. En somme, en absorbant ce qu'elle perçoit comme un aliment « diététique » Marie-Pierre absorbe en vérité l'équivalent d'une demi-baguette.

Patrick, lui, la regarde en s'amusant, convaincu d'avoir été plus intelligent en sélectionnant des pains aux six céréales. Six céréales, donc enrichi aux vitamines, se dit-il. Un geste de santé. Ce qu'il ignore, c'est que la diversité des céréales n'influe pas sur la quantité de vitamines, la seule céréale essentielle à notre alimentation étant le blé. La valeur nutritive de l'orge, du son, de l'avoine, du sarrasin ou du maïs est en fait quasiment identique, ces différents produits apportant *grosso modo* le même nombre de calories. Ils contiennent en quantité équivalente des vitamines du groupe B, de l'acide folique, des minéraux, du fer et du magnésium. Rien ne distingue ces céréales les unes des autres, en dehors de leur goût et de la façon de les accommoder. Pourtant, cette appellation « aux six céréales » et le terme « riche en vitamines » ont induit Patrick en erreur. Persuadé que l'augmentation du nombre de céréales lui apportera un bienfait nutritionnel, il est victime d'une coriace idée reçue.

★

Près d'eux, un autre couple fait ses courses hebdomadaires. Françoise et Jean privilégient, eux, les plaisirs de la table. Au même rayon pain, ils apprécient les multiples variétés à leur disposition. Pain aux châtaignes, aux pépites de chocolat, aux fruits confits. Un peu plus loin, l'étalage des viennoiseries les attire, notamment depuis qu'il s'est enrichi au fil des années. Finis les traditionnels pains au chocolat, croissants et brioches, à leur place, ou parmi eux, se glissent des pains au chocolat et aux amandes, des brownies américains, des petits gâteaux portugais ou des boules de coco d'origine chinoise.

Des produits trafiqués, plus aussi simples qu'auparavant. Pour les faire lever, les cuire, les conserver, de nombreux ingrédients ont été ajoutés. Certains servent à augmenter leur durée de vie, d'autres, comme le glutamate et le sel, renforcent leur goût. Les colorants, eux, jouent un rôle d'excitant visuel. Pour chaque variété de pain, il existe une couleur qui lui donne son label : aucun industriel ne concevrait un pain de campagne totalement blanc ! De même les viennoiseries se doivent-elles d'être légèrement caramélisées ou... du moins couleur caramel en surface. La présentation du produit, l'augmentation de sa saveur permettent d'influencer le choix du consommateur mais aussi la quantité achetée.

★

Au sortir de ce rayon, Marie-Pierre et Patrick sont confrontés aux matières grasses. Il s'agit de choisir le beurre destiné à la cuisine et au petit déjeuner.

En fait, dire « beurre » relève désormais d'une illusion. Comme à son habitude, Marie-Pierre se laisse guider vers la « zone diététique », se dirigeant directement vers les margarines. Encore une erreur. La différence essentielle entre la margarine et le beurre est liée à leur contenu en certains acides gras et la valeur calorique du beurre s'avère identique à celle de la margarine. Il se trouve que dans la margarine les acides gras sont « polyinsaturés », ce qui signifie qu'ils ne se déposent pas le long des artères. Si cela lui confère un avantage particulier dans le traitement de maladies comme l'excès de cholestérol, par une idée fausse admise par tous, la margarine a une image de produit diététique que le beurre n'a pas. Une image non méritée. En l'absence de maladie cardio-vasculaire ou d'excès de cholestérol, on ne risque rien à manger du beurre plutôt que de la margarine. C'est une question de goût.

En vérité, Marie-Pierre ne voit aucune différence entre les différents produits, le label « allégé » et la zone dans laquelle ils sont installés les rendant identiques à ses yeux. Comme ils sont tous voisins, elle se laisse abuser. La couleur, le nom, tout y contribue.

Le beurre est la partie grasse du lait. Si la jeune femme retournait les boîtes des différentes margarines qu'elle se prépare à déposer dans son Caddie, elle aurait quelques surprises. La plus « diététique » d'entre elles contient environ 265 kilocalories aux 100 grammes. Dans le même rayon la moins diététique en annonce 542 aux 100 grammes. La margarine vraie, elle, contient en réalité environ 700 kilocalories aux 100 grammes. Notre consommatrice peut donc allégrement passer d'un produit à faible teneur calorique à un autre quasiment identique à l'original, le goût en moins.

Ces pâtes grasses se composent pour la plupart d'eau, d'huile végétale, de gélatine, de lactosérum, de babeurre, d'amidon de manioc, de beurre concentré (!) et de poudre de lait. L'une d'entre elles, très à la mode actuellement, comporte même du poisson ! Vendue dans le rayon diététique, elle contient 720 kilocalories aux 100 grammes. Des mélanges de ce genre, sous label diététique, ne surprennent hélas ! plus personne. Quant au beurre allégé, il n'est beurre que parce que le fabricant l'a décidé. La composition est quasiment identique à celle des produits précédents, retravaillée parfois avec des huiles à petites teneurs en acides gras saturés, ce qui permet l'appellation beurre plutôt que margarine.

Marie-Pierre ignore un autre piège. Comme nos papilles nous permettent de retrouver les saveurs en fonction des quantités absorbées, pour obtenir le goût des produits originaux elle doit augmenter la quantité du produit allégé avec lequel elle tartine son pain. En définitive, elle pourra consommer jusqu'à deux fois plus d'un produit diététique, ce qui lui apportera la même ration de calories. Avec la frustration supplémentaire de ne pas avoir mangé le vrai produit !

★

Si au rayon des matières grasses diététiques, les fabricants et les distributeurs ont donc astucieusement mélangé tous les produits, à l'étalage non diététique les fantaisies apparaissent différentes. Françoise et Jean vont acheter leur matière grasse en fonction de leur goût présumé et des adjonctions qu'on y fait. Françoise surtout, puisqu'elle adore le beurre légèrement salé. Elle en trouve de toutes les sortes : salé normal, demi-salé, au sel de Guérande ou de Noirmoutier. Elle choisit aussi en fonction de la couleur, facteur très important dans l'achat des matières grasses, le jaune étant l'apanage du beurre. Certains s'imaginent reconnaître un goût particulier dans le beurre, illusion née d'un conditionnement qui date de leur passé, parce que les différences de saveurs sont en général voulues par le fabricant.

Jean a choisi un autre beurre, dit enrichi en vitamines E, appellation probablement exacte, puisqu'il doit contenir quelques traces de vitamines E supplémentaires... même si toutes les matières grasses sont riches en vitamines E.

*

Amateur de poisson – c'est frais et maigre, se dit-elle –, Marie-Pierre se jette sur l'un de ses produits préférés : le surimi. Vendue il y a quelques années à l'étalage de quelques poissonniers, cette matière venue d'ailleurs a depuis envahi les linéaires des grands magasins. Le poisson étant l'aliment diététique symbolique de notre société, Marie-Pierre remplit son panier de ces petits bâtonnets. Elle s'en sert, dit-elle à Patrick, pour se couper l'appétit avant de passer à table, lui expliquant que le crabe est extrêmement peu calorique et que l'on peut en manger à volonté.

À nouveau, elle se trompe. D'abord sur la composition du produit. L'étiquette mentionne clairement qu'il s'agit pour 38 % de chair de poisson, et pour le reste d'eau et aussi de blanc d'œuf afin de lier l'ensemble. C'est certes un produit de régime mais qui possède la même valeur calorique que le poisson, et comporte une forte teneur en eau. Consommer 125 grammes d'un produit riche en eau est toujours plus diététique que 125 grammes d'un aliment plus sec. Le poisson est une protéine, comme les autres, mais moins grasse. C'est le même principe que le kilo de plomb et le kilo de plumes. On peut absorber 1 000 kilocalories de poisson, comme on peut absorber 1 000 kilocalories de viande. Il faudra 600 grammes pour la viande et un kilo pour le poisson. L'erreur fondamentale de Marie-Pierre est le mode de consommation du surimi. La présentation en bâtonnets lui a conféré une image « petit bout de crudité ». On les vend même désormais avec une sauce prête à l'emploi... de la mayonnaise, bien sûr !

Alors que Marie-Pierre s'est limitée à des produits ayant acquis une réputation d'efficacité dans le cadre des régimes, elle a négligé les crustacés, produits maigres par excellence. Patrick, lui, a préféré choisir du saumon, choix que son épouse critique parce que le saumon, c'est bien connu, est un poisson gras. Encore une information mal perçue. Le saumon, bien entendu, est plus gras que les autres poissons, mais avec une variation d'à peine 20 %. Comme on l'ignore, il est au ban de la consommation des produits de la mer et, dans les régimes, on se l'interdit quasi systématiquement. Ne parlons pas du saumon fumé, associé au plaisir et non au *light* alors qu'il peut agréablement varier les repas diététiques.

Son mari aime le saumon parce qu'il a lu quelque part qu'on vendait même de l'huile extraite de ce poisson dans des gélules, lesquelles amélioreraient le taux de cholestérol. En plus, ajoute-t-il, c'est extrêmement riche en vitamines D. À son tour il a mal assimilé certaines explications scientifiques. En réalité, toutes les huiles sont riches en vitamines E et D. Le prétendu effet bénéfique de celles extraites des poissons ne concerne que certains patients très particuliers.

De leur côté, Françoise et Jean s'intéressent davantage aux produits élaborés à partir du poisson, type tarama et autres, saumon à l'aneth ou rillettes de crabe.

Sans le deviner, ils deviennent de grands consommateurs de gras puisque ces préparations ont essentiellement du relief grâce aux sauces. Les purées de poisson qu'ils achètent ne contiennent la plupart du temps que 20 à 25 % du produit dont elles portent le nom. Le danger pour eux, c'est que dans ces préparations, pour des raisons économiques, les matières grasses utilisées se révèlent de très mauvaise qualité. Dès lors, ils avalent essentiellement des renforçateurs de goût et des graisses.

⋆

Conduits par le plan du supermarché, les deux couples débouchent sur les fromages. Comme pour les matières grasses, Marie-Pierre n'a que l'embarras du choix et les papilles en éveil. Les emballages ont été conçus pour rappeler les produits originaux, les pseudo-camemberts sont ronds, les tommes ersatz arborent de belles croûtes et les pâtes dures artificielles un packaging évoquant leur pays d'origine.

Si Marie-Pierre était plus attentive, elle se rendrait compte que les teneurs en matières grasses de ces « fromages » varient de 25 à 45 %. En somme que certains produits dits diététiques sont quasiment proches de ceux qu'ils imitent. Celui qu'elle achète contient 300 kilocalories aux 100 grammes quand un vrai camembert en revendique 400. Si elle surveillait les prix, elle découvrirait aussi qu'ils sont plus chers que les fromages originaux. Son mari, quant à lui, se fiant toujours à des critères basés sur ses connaissances « scientifiques », jette son dévolu sur l'emmental, aliment dit très riche en calcium. Il le préfère en sachet, déjà écroûté, mais ignore que le calcium se cache à la périphérie du fromage : la croûte en contient plus que le cœur.

Marie-Pierre, qui croit sain d'avaler du fromage au petit déjeuner, propose à Patrick d'acheter du « kosac » allégé, ce qui évitera le beurre sur la tartine et lui procurera les avantages du fromage. Si elle avait retourné le produit pour détailler sa composition, elle aurait lu qu'il s'agit d'un mélange vaguement lacté, additionné de quelques gélifiants. En somme, une pâte synthétique, fabriquée à partir de lait et de nombreux additifs, un agrément pour le pain qui n'est en rien un aliment réel. Sur l'ensemble des produits allégés offerts aux regards de Marie-Pierre et Patrick, la valeur calorique peut varier entre 108 et 370 kilocalories pour 100 grammes. Patrick, lui, se fie aux noms qu'il connaît, tels le calcium ou le magnésium, pour effectuer un tri dans les différents fromages, mais n'a pas non plus le moyen de distinguer lequel en contient le plus.

Derrière eux, Françoise et Jean poursuivent eux aussi leurs emplettes. Les fromages étant de plus en plus vendus en portions, avec des nappages (poivre, noix, raisins secs...), en bocal dans de l'huile et parfois en sachet tout prêt, ils ont sélectionné une raclette prédécoupée. Les morceaux calibrés, 150 grammes par personne, équivalent à 600 kilocalories – soit à 500 grammes de poisson, par exemple.

La gamme des produits apéritifs fromagers a elle aussi changé. Fini le temps des petits cubes. Désormais, certains sont disposés sur une sorte de plateau en plastique grâce auquel les fromages ressemblent à de petits pâtés. On les appelle les Provençaux, les Italiens, les traditionnels. S'ils retournaient la boîte, nos consommateurs noteraient encore une fois que ces fromages contiennent 70 % de matières grasses. Qu'ils sont tous élaborés de la même façon et que la seule chose qui les distingue c'est la microparticule d'herbe posée dessus. Si on se bandait les yeux pour goûter l'un ou l'autre, on serait incapable de les distinguer.

Jean aime les fromages à tartiner mais ne se sert pas dans la gamme diététique. Plus les fromages sont onctueux, plus ils sont enrichis en graisse. Ainsi, entre la tomme de Savoie naturelle et le « saint-frusquin » qu'il met dans son Caddie, il existe une différence du simple au double en valeur calorique. Sa consommation en graisse augmente dès lors d'autant. 25 grammes de tomme de Savoie valent en effet 70 kilocalories, 25 grammes de « saint-frusquin », 150 !

⋆

Autre rayon de la tentation, celui de la charcuterie. Fini le temps du jambon à la coupe, ou des premiers jambons sous sachet. Désormais, ils viennent de partout, des Ardennes, de la vallée d'Aoste, d'Espagne, de Westphalie ou de Bayonne. Ils sont rustiques, fumés, avec ou sans poivre, finement tranchés.

Marie-Pierre, elle, sait quoi acheter : elle a repéré du jambon à moins de 2 % de matières grasses. Mais ce qu'elle croit être un jambon est en fait un agrégat de dindonneau, chimiquement dégraissé et coupé en tranches après reconstitution. S'il est vrai que ce produit se révèle très maigre, il n'en reste pas moins un ersatz de jambon... extrêmement salé. Et comme elle ne pourra se contenter d'une tranche ou deux, l'excès en sel renforcera son désir d'en manger davantage.

Quant aux autres charcuteries, elles lui sont toutes interdites, elle le sait depuis fort longtemps. Marie-Pierre évite donc de prendre de la viande des grisons, la croyant aussi préjudiciable à sa ligne que les autres. Elle se trompe encore puisqu'il s'agit d'une viande de bœuf séchée, relativement maigre. Elle ne connaît pas non plus la différence entre une tranche de dinde, une tranche de dindonneau et une tranche de poulet, alors que ce dernier est le plus gras des trois. Elle achète de petites saucisses de Francfort, estimant que cela pourra remplacer la viande, mais si elle lisait l'étiquette, elle verrait que cet aliment est plus riche en matières grasses qu'en chair.

Françoise et Jean, eux, continuent leurs courses sans percevoir à quel point la présentation influe sur leurs goûts alimentaires. La miniaturisation est un de leurs dadas. Or le saucisson existe dorénavant en baguettes, en petits morceaux, en portions individuelles, si mignonnes qu'on a envie de les manger tous en deux temps trois mouvements. Hélas pour eux, un petit saucisson individuel pèse le poids de 3 ou 4 tranches. Comme ils viennent successivement d'acheter des dés de poisson, des minifromages et des saucissons miniatures à consommer à l'apéritif, ils ont, sous l'influence du distributeur et du fabricant, multiplié quasiment par deux la quantité de nourriture consommée durant un repas. Beau bilan !

★

Marie-Pierre ne sait plus où donner de la tête devant les yaourts, tant le choix apparaît pléthorique.

Aliment sacré s'il en est, le yaourt représente une immense part de marché pour les industriels. La matière première est économique puisque c'est le lait. Fidèle à sa religion diététique, Marie-Pierre les achète donc au rayon régime. Son critère habituel de sélection : la teneur en matières grasses. Mais là, elle va être victime d'un tour de passe-passe car l'artifice principal de cette fameuse teneur en matières grasses tient à ce qu'on la mesure soit sur le poids total du produit, soit sur la matière sèche.

Imaginons un fromage blanc débarrassé de toute son eau. Quand on dit qu'il contient 40 % de matières grasses, c'est qu'il reste 40 % de graisses dans la matière sèche. Si on ajoute de l'eau, bien sûr, la matière grasse n'aura pas varié. Mais le pourcentage de matières grasses par rapport au poids total se montrera forcément beaucoup plus faible. Si bien que le fameux fromage blanc « Iceberg » à 6 % de matières grasses dans le poids total est en fait un produit qui contient plus de 60 % de matières grasses par rapport à la matière sèche. Si elle lisait attentivement la composition, elle découvrirait en outre qu'il est fait de lait écrémé et... de crème fraîche, pour lui donner son côté onctueux.

Il en va de même pour les yaourts enrichis en fruits puisque leur teneur en fruits ne dépasse guère 10 à 12 %. Ce qui signifie que dans un yaourt, il y a environ 10 grammes de fruits. En réalité, le goût fruité est conféré par des arômes chimiques. Ces additifs aromatisent n'importe quel produit de n'importe quelle façon. Si l'on utilisait par exemple les arômes qui servent à parfumer le surimi, on pourrait consommer du yaourt au crabe ! Quant au yaourt fermier, il s'agit juste d'une appellation publicitaire : il n'a jamais vu la campagne et tout au plus sa consistance imite-t-elle les vrais yaourts fermiers, là encore grâce à des méthodes chimiques.

Si Marie-Pierre surveillait attentivement les linéaires, elle constaterait en outre que la permutation de produits est très fréquente. Histoire de bouleverser les habitudes et de déstabiliser le consommateur. La technique de fabrication des yaourts et des fromages blancs repose sur des mécanismes simples : on utilise du lait que l'on fermente avec des bactéries, et ensuite on le coagule. Or, c'est du mode de coagulation que dépend sa texture. Faiblement coagulé, c'est un yaourt bulgare liquide, mais, fortement coagulé, un produit très compact. Quant à la fermentation par les bactéries, elle a été utilisée comme un moyen de vendre. Entre *lactofilus acidofilus* ou *biofidus activus*, il y a bien peu de différence. L'un comme l'autre ne sont pas plus sains ou plus actifs qu'un produit laitier qui n'en contient pas, la digestibilité et la fermentation servant seulement d'argument commercial.

Marie-Pierre n'achète plus depuis longtemps de yaourts sucrés. Comme presque tous les Français marqués par la vague antisucre qui a déferlé dans les années 80 et quasiment banni ces produits des rayons diététiques. Résultat : on s'en méfie même dans les produits dits « normaux », lesquels sont pourtant tous édulcorés. C'est d'ailleurs ce que conteste Patrick. « L'aspartame, assène-t-il, donne le cancer. » Patrick est, là encore, victime d'une rumeur. En fait, il se trouve qu'une expérience sur les souris a démontré qu'en cas d'ingestion trop importante de saccharine, on notait l'apparition de formes de cancers sexuels chez les petits de ces souris. Le hic, c'est que les doses utilisées représentaient quasiment la moitié du poids de ces malheureux rongeurs. Et comme Patrick et Marie-Pierre ont peu de chance de consommer vingt à trente kilos d'édulcorant par jour... Reste que la rumeur a bon dos et fait partie des idées reçues difficiles à effacer.

Françoise et Jean, eux, n'ont aucun scrupule. Ils se régalent des yaourts à boire, des fromages frais nappés de coulis de fraises ou de framboises, des mélanges lactés chocolatés recouverts de textures savantes. Malgré l'allure sucrée dominante de ces produits, les quantités de graisses n'en sont pas moins importantes.

À l'extrémité du rayon des produits laitiers apparaissent même de nouveaux aliments. L'un d'entre eux est particulièrement original avec son allure proche du biberon. Son étiquette est en outre très attractive puisque ce produit est supposé donner de l'énergie pour travailler tout au long de la journée et contribuerait à améliorer la forme. Sa composition : 80 % de sucre, 20 % de graisse. Sans crainte du ridicule, l'étiquette annonce : ferments lactiques « qui aident à se défendre contre l'extérieur ».

Dans la mesure où la législation contraint le fabricant

à noter la valeur calorique de l'aliment et certaines références, celui-ci s'y plie. Et comme il est d'usage désormais de marquer cette quantité par portion, il le fait. Encore faut-il que cette portion soit une portion moyenne. Sur l'étiquette des yaourts à boire, on peut lire le nombre de calories pour la totalité du produit ainsi que pour 100 grammes, c'est-à-dire un verre ballon. De la même façon, pour tricher de façon discrète, on indique le pourcentage de sucre. 6 % de sucre, cela paraît peu. C'est tout de même 60 grammes de sucre. Soit l'équivalent de quinze morceaux par litre.

Un terme générique a même été inventé pour qualifier ces créations : les « alicaments ». On se soigne en mangeant. Ce nouveau concept pousse en fait à consommer des aliments qui véhiculent non un goût ou une saveur, mais une valeur nutritionnelle. Ainsi, on ne mangera plus des fruits secs mais du magnésium ou du potassium ; on ne consommera plus certains produits laitiers mais des ferments lactiques ; on organisera son petit déjeuner en fonction des apports nutritionnels et non à travers ses choix ou ses goûts alimentaires. Patrick, grand adepte de cette révolution des saveurs, a un œil de plus en plus exercé pour distinguer ce qu'il lui faut mais s'abandonne totalement aux choix proposés par l'industrie alimentaire, à travers la publicité ou les médias.

⋆

Autre exemple frappant, celui des céréales, championnes de l'alicament déguisé. Tous les discours ne nous vendent-ils pas du bien-être, de la forme et une bonne santé ? L'analyse nutritionnelle des différentes céréales laisse pourtant rêveur. Le blé est une céréale dont la forme composée la plus parfaite, on l'a déjà vu, s'appelle le pain. Or, les céréales en sachet qu'achète Marie-Pierre avec bonne conscience en sélectionnant prudemment une marque particulière, ont exactement la même valeur nutritionnelle qu'un morceau de pain. La différence pour la jeune femme, c'est qu'auparavant elle tartinait son pain, y mettait du miel, le trempait dans son café au lait et culpabilisait. Alors que manger des céréales mouillées de lait, ce qui revient pourtant au même, ne la gêne pas. Pour elle, la différence de goût entre deux marques de céréales dépend de ses adjonctions. Mais, contrairement à ce qu'elle croit, rien ne ressemble davantage à une boîte de céréales qu'une autre boîte de céréales. Entre celles qu'elle se contraint à avaler et d'autres aromatisées au chocolat dont elle raffole, il n'y a guère que 100 kilocalories de différence aux 100 grammes.

Autre substance à la mode : les barres de céréales. Pour Marie-Pierre, elles ont une valeur particulièrement importante puisqu'elle estime que, dans le cadre des différents régimes qu'elle entreprend, elles constituent son seul aliment pour se couper l'appétit dans l'après-midi. Cette fois, elle les choisit surtout d'après leur goût.

Une énième fois, elle est victime de l'idée très répandue qui consiste à penser que les barres de céréales ont une valeur diététique identique et se ressemblent toutes. En réalité, comme on les fabrique en mêlant des produits sucrés (chocolat, miel, sucre) à des morceaux de céréales comme les grains de blé ou les grains de maïs soufflés, voire certains fruits secs, la teneur énergétique de ces produits peut varier de 100 à 200 kilocalories par barre.

L'ennui, c'est que ce nombre de calories s'exprime sur un poids d'aliment minime puisque les plus grosses d'entre elles pèsent communément 30 grammes. En les consommant, Marie-Pierre est persuadée de dompter définitivement ses fringales alors que le sucre qu'elles contiennent calmera en effet son envie sur l'instant mais augmentera le désir de manger une heure plus tard. Sans le savoir, elle ne fait que s'ouvrir l'appétit. Pourtant la barre de céréales est devenue désormais un des aliments les plus répandus et son conditionnement pratique fait qu'il remplace désormais de plus en plus souvent le goûter des enfants. Un beau gâchis en perspective !

★

Françoise et Jean s'arrêtent à leur tour au rayon des céréales. Mais, eux, ils cherchent des snacks. Après s'être intéressés à l'apéritif, ils viennent en effet de découvrir les joies de l'après-repas. Quoi de meilleur, en effet, que de consommer une petite barre de « Vénus » en regardant la télévision. Ça leur rappelle les petits chocolats qu'on mettait sur la table après le dîner lorsqu'ils étaient enfants.

Au rayon des confiseries, Marie-Pierre et Patrick ne veulent, eux, succomber qu'aux bonheurs du *light*. Voilà une appellation qui ne manque pas de souffle ! Inventée il y a quelques années, elle ne veut quasiment plus rien dire. Persuadés que le sucre est l'ennemi de la silhouette des temps modernes, ils contrôlent strictement leur consommation tout en faisant n'importe quoi. Pour donner deux exemples caricaturaux, ils ne consomment plus que du chocolat *light* ou de la confiture allégée. Mais connaissent-ils la différence réelle entre tous ces produits ? Le chocolat *light*, élaboré la plupart du temps avec du lait écrémé, contient en moyenne 530 calories aux 100 grammes. Le chocolat classique au lait entier, lui, 570 calories pour la même quantité, soit un écart de 40 calories. Quand elle utilise du chocolat *light*, Marie-Pierre fait donc sur sa consommation une économie de l'ordre de 3 ou 4 kilocalories par carré. Pour ce qui est du chocolat noir, différent du chocolat au lait par la quantité de fèves de cacao qu'il contient, sa bonne réputation date des régimes faisant promotion de la consommation exclusive de graisse. Cette particularité fait qu'il affiche environ 560 kilocalories aux 100 grammes soit 10 kilocalories de moins que le chocolat au lait et 20 de plus que le chocolat *light*. Quand Marie-Pierre consomme du chocolat noir à la place du chocolat au lait, elle fait l'économie de 0,5 calorie par carré. Est-ce vraiment la peine de se contraindre ? D'autant que cette consommation contrôlée constitue pour elle une source de frustration importante. Une frustration qui intensifie en outre son désir de manger.

Patrick, quant à lui, préfère le chocolat enrichi de diverses céréales ou de raisins secs, persuadé que ces ajouts vont améliorer sa compétitivité dans l'effort. Encore une fois, la distinction repose sur la proportion de sucre contenue dans le produit.

Pour les confitures dites *light*, la différence se fait au niveau du sucre utilisé lors de la fabrication de la confiture. L'artifice est très simple : utiliser du fructose au lieu du saccharose, le second étant le sucre commun que nous consommons en morceaux, le premier un sucre plus complexe ayant la particularité de détenir un pouvoir sucrant deux fois supérieur. S'il est relativement facile de remplacer le saccharose par du fructose pour obtenir un produit légèrement amélioré, n'oublions quand même pas que ce qui fait la confiture, c'est encore le fruit. Or le fruit lui-même est déjà riche en sucre. Dès lors, la différence entre une confiture allégée et une confiture normale se révèle, comme pour le chocolat, tout à fait infime.

⋆

Au rayon des surgelés, Françoise et Jean jubilent. D'ailleurs, ils n'achètent plus qu'une seule marque de ces produits, celle d'un très célèbre chef de cuisine. Dans une boîte cartonnée qui contient un récipient en plastique, lequel abrite des sachets de sauce, se trouve la quintessence de la cuisine de qualité.

De leur côté, Marie-Pierre et Patrick s'arrêtent moins qu'auparavant devant ces bacs réfrigérés parce que la vogue des produits diététiques congelés s'est tarie. Il était en vérité difficile de vendre des produits contenant 300 calories à la fois goûteux et copieux : la consommation ayant diminué, les fabricants s'y intéressent moins qu'auparavant. Pour s'y retrouver, l'industrie a conclu qu'il était plus intéressant de vendre des surgelés préparés attractifs et stimulants plutôt que diététiques.

C'est donc plutôt vers les glaces que le regard de Marie-Pierre et Patrick se tourne, puisqu'ils vont y trouver des sorbets ou des glaces *light*... reposant sur les mêmes artifices que ceux du chocolat ou des confiseries. Remplacer le saccharose par du fructose, augmenter la teneur en eau de certains produits constituent des méthodes classiques de la réduction en calories des aliments.

★

Pour les boissons, le *light* côtoie là encore le non-*light*. On y trouve des bières sans alcool, des eaux aromatisées, d'autres riches en calcium ou en magnésium. On a même vu des eaux *light* et diététiques ! Quant aux boissons énergétiques, elles n'occupent désormais plus qu'une petite place, ayant changé d'emplacement depuis qu'elles ont changé de consommateurs. Désormais, on les classe parmi les produits de régime. L'alimentation suit la mode.

★

Je pourrais continuer longtemps ce voyage dans le temple de la tentation qu'est le supermarché, lieu de culte de la grande consommation où nombre d'adeptes sont crédules et succombent tant aux messages publicitaires qu'aux emballages bien faits et aux tendances.

Qu'on leur vende du pratique, du tout prêt, du rêve ou de l'affectif, sous couvert de *light* ou de lutte contre le poids, les consommateurs ont additionné les erreurs. Par méconnaissance et idées reçues, croyances erronées et esprits façonnés. Le *light* n'est pas là, dans nombre de cas, pour aider les gens à maigrir – ou ne pas grossir – mais pour répondre à une demande, quitte à travestir la réalité, enrichir les linéaires et engraisser les bilans de fin d'année des grandes entreprises. Le tout servi sur un plateau par des discours répandus, des stratégies marketing...

On le sait, il n'y a pas de recette miracle. Pour mincir, il faut manger mieux et moins riche. Or les supermarchés, comme les publicités qui nous vantent la nourriture, sont là... pour nous inviter à consommer plus. Quand réalisera-t-on la force du hiatus ?

Chapitre 6

COMMENT POUSSE-T-ON LES GENS À TOUJOURS PLUS MANGER ?

Modifications des rayons des magasins, inventions incessantes de nouveaux produits alimentaires, messages publicitaires de plus en plus décalés n'ayant rien à voir avec le produit lui-même... Tiraillé, matraqué, assailli d'images et de discours, le consommateur est pris en otage. Décérébré presque. Dans un seul but : qu'il maintienne son envie d'achat, ait toujours envie de manger ou de boire, garde ouvert son portefeuille. Bref, qu'il perde son libre choix !

*

Si le premier lien affectif de l'individu est la tétée, l'élément de cohésion de la famille, c'est le repas. Quant au travail collectif, il vise à assurer la nourriture pour tous : on travaille pour manger. La fête se fait souvent autour des repas et certaines cultures laissent même à manger aux morts dans leur tombeau. On bénit le pain, on sanctifie le vin, on interdit le porc, on consomme du poisson exclusivement à certaines périodes... autant d'exemples qui montrent que l'acte de se nourrir est un critère de civilisation. Aujourd'hui, pourtant, ces coutumes sont en train de s'étioler et certaines de disparaître. Mode de vie, développement de nouvelles techniques alimentaires à l'appui – le grignotage, les sandwichs sur le pouce... – raréfient les occasions de se retrouver ensemble pour croquer un morceau. Pire, il y a même une troublante inversion des données. Autant autrefois le repas et la nourriture fédéraient et soudaient les groupes, autant aujourd'hui ils les séparent. Alors, pour compenser cette évolution négative, on nous vend – spots et images de marque à l'appui – de nouveaux produits alimentaires totalement artificiels censés recréer cet effet de groupe.

★

Deux publicités datant de quelques années m'ont paru significatives à cet égard. Dans l'une d'elles, un jeune homme dégustait une tartine de pain et de confiture. On voyait son esprit s'échapper et apparaître le souvenir du temps où, enfant, il savourait la confiture de sa grand-mère. Son visage, à cette évocation, reflétait une expression d'extase. Au travers de la consommation de sucre, on était parvenu à évoquer à la fois l'image du passé et celle de la tendresse qu'offrent les grands-parents. De quoi donner à chacun l'envie de consommer cette confiture purement industrielle.

Autre spot : une fête sur une plage, une bande de

jeunes « dans le coup » aux formes sculpturales, qui dansent, s'embrassent et s'amusent. C'est une impression de joie, de bonheur et de liberté. Un des adolescents jette en l'air une bouteille qui se décapsule. Tous boivent le même breuvage et vivent heureux. La boisson vient de s'enrichir d'une connotation de jeunesse, de fraîcheur et de joie. Si nous en achetons, quelle est notre intention ? Étancher notre soif ou leur ressembler ?

⋆

Grâce à l'imagination de l'industrie alimentaire et de la presse, de nouvelles manières de se nourrir sont donc apparues en relation avec la santé, la psychologie et l'appartenance sociale. Conséquence : nous sommes beaucoup moins décideurs de ce que nous mangeons qu'auparavant. En théorie omnivore – il mange son environnement et s'y intègre –, l'homme consomme végétal et animal et participe à l'environnement écologique général, contribuant à un équilibre total. De son côté, la nourriture sociale rassemble les hommes. Les fêtes religieuses constituent un lien entre les pratiquants d'une même religion. Le déjeuner d'affaires permet la recherche d'un tissu relationnel individuel. Le repas de famille aide à renforcer la cellule familiale.

⋆

Aujourd'hui, la nouveauté est qu'on peut choisir sa nourriture de façon active ou passive.

La passivité consiste à recevoir le message délivré par nos sources d'information, à visualiser le produit dans le rayon d'un supermarché et à l'acheter par impulsion. Notre goût se fabrique dès lors au gré de la volonté de l'industriel qui nous fournit l'alimentation. Et grâce aux médias et aux distributeurs.

La façon active peut se caricaturer au travers de deux exemples : l'alimentation biologique et l'alimentation « scientifique ». La première, apanage de quelques illuminés voilà vingt ans, recueille aujourd'hui une adhésion d'autant plus grande que la distribution alimentaire s'y intéresse. C'est le règne du « bio », du produit qui « vient de la nature ». En fait, cette tendance ouvre un nouveau marché qui repose sur le postulat d'un mode de vie écologique et naturel. Sur le plan nutritionnel, ces produits n'ont aucun avantage par rapport aux autres. Mais, au fond, ces consommateurs avertis représentent un gage de contre-pouvoir à une excessive industrialisation de l'alimentation. Le réflexe de manger bio dénonce en effet fréquemment la peur et la méfiance éprouvées à l'égard de l'alimentation actuelle. Excessif, il sera obscurantiste ; pondéré, il se révélera stabilisateur.

Le désir d'une alimentation scientifique et rationnelle tient à d'autres raisons ; on croit aux vertus du progrès, aux produits qui soignent ou bonifient. La gamme des alicaments, tout comme l'émergence des boîtes d'aliments complets ou de barres céréalières, en est le symbole. C'est hélas ! souvent une mystification dans la mesure où la plupart de ces produits ne font que décliner quatre éléments : le pain, le lait, l'œuf, le sucre. Certes les barres céréalières ou les céréales sont constituées de blé tout comme le pain, les produits enrichis en protéines sont faits de caséine de lait, de lactosérum et de blanc d'œuf, c'est-à-dire en fait de lait ou d'œuf, et on y ajoute du sucre pour leur donner du goût, mais c'est une tendance lourde qui, à mon sens, devrait se développer.

★

L'ennui est que la personne qui a envie de maigrir est soumise dans un supermarché à des pressions terribles face à des produits qu'elle pense « dans son camp » mais qui luttent surtout pour eux. Elle veut perdre du poids pour atteindre un idéal de beauté, influencée par la presse ou la mode, et se retrouve à la merci de l'industrie alimentaire qui ne lui veut pas que du bien. Résultat, elle ne saura bientôt plus choisir entre ce qu'elle souhaite faire, ce qu'on lui dit qu'elle doit faire et ce qu'on lui propose de manger. Et, au bout du compte, elle finira par perdre totalement la notion de plaisir et d'équilibre.

★

Il existe deux phrases horribles concernant les régimes. « Pour maigrir, il suffit de manger moins. » « À Auschwitz, il n'y avait pas d'obèse. » On peut y ajouter encore : « Y a qu'à se priver. » Ces différents propos, si souvent répétés, ont bien entendu un effet culpabilisant sur les candidats au régime en présentant celui qui mange et veut mincir comme un être faible, incapable de se dominer.

Comme on ne parle pas de la difficulté de maigrir à quelqu'un qui a décidé d'entreprendre un régime parce que cela n'est en rien motivant, il n'entend qu'un message : celui de l'industrie alimentaire ou de la publicité. Et qu'assène ce message ? Qu'il suffit de boire pour éliminer, de manger des produits *light* pour maigrir, d'arrêter le sucre, les graisses, les confiseries et de prendre des substituts de repas pour voir son tour de taille s'affiner. Comment, dans ces conditions, ne pas être tenté d'avoir recours à tous ces moyens ? Malheureusement la difficulté à contrôler l'exactitude de toutes ces propositions alimentaires est telle que la possibilité de dérapages est très importante.

Car dans les mêmes supermarchés où l'on propose les produits diététiques ou allégés, on offre aussi les choix alimentaires les plus extravagants et les plus appétissants. Une profusion qui pousse à accumuler les produits dits diététiques prétendant nous redonner les saveurs que nous espérons conserver tout en essayant de les occulter. Mais, ne l'oublions pas, le but du supermarché et du fabricant d'aliments est que nous achetions. Voilà pourquoi, perdu dans les messages médiatiques, obsédé par l'idéal de beauté, chacun essaie de trouver une situation approximativement satisfaisante. Une sorte de compromis entre le bon et le pas bon, le diététique et le non diététique, un cafouillis tout ce qu'il y a de préjudiciable. Conséquence : on crée la confusion alimentaire. Non seulement, le consommateur s'est privé d'un plaisir, mais en plus ses choix nouveaux ont transformé ses goûts. Il apprend à ne plus savoir manger en choisissant les aliments selon des critères qu'on lui a imposés.

Au final, croire que l'alimentation diététique a été un progrès pour l'homme est une grave erreur.

TROISIÈME PARTIE

L'ENVIE DE MAIGRIR

Des repères alimentaires perdus ; des tentations auxquelles on ne veut pas succomber et qui suscitent des frustrations ; du light *qui n'en est pas ; des discours médiatiques qui plombent le moral ; après tant d'essais et de désillusions, celle – ou celui – qui veut maigrir franchit souvent un nouveau palier. Faire appel aux « découvertes » de l'industrie pharmaceutique, recourir aux conseils de journaux ou de pseudo-médecins, suivre au pied de la lettre les recommandations de la presse... Sans savoir à quel saint se vouer. Mais l'envie de maigrir est toujours la plus forte.*

Chapitre 7

LE CAS DE GERMAINE

Je voudrais raconter l'histoire de Germaine, parce que c'est celle de la moitié des personnes que je suis amené à rencontrer.

Germaine a trente ans quand elle entreprend son premier régime. Pour perdre cinq kilos, elle s'est restreinte toute seule et y est parvenue en deux mois. Malheureusement, six mois plus tard, elle avait tout repris. Elle est alors allée voir sa pharmacienne, qui lui a vendu des « gélules de plantes ». Ce n'est pas trop dangereux, elle les a donc essayées, mais sans grand succès. Elle avait dépensé beaucoup d'argent, bien sûr, mais n'était-ce pas pour la bonne cause ? Une de ses amies lui a conseillé un programme d'amincissement vendu par correspondance avec des crèmes, des gélules et toute une batterie d'explications. Ni une ni deux, Germaine se laisse circonvenir et applique la méthode. Elle a bien fondu de trois kilos cette fois-ci mais il lui en reste encore deux qui résistent.

Comme elle a remarqué qu'elle grignotait de plus en plus entre les repas et a vu des publicités dans les magazines et à la télévision, elle achète désormais des barres aux céréales pour calmer ses fringales. Elle a aussi rempli son réfrigérateur de produits allégés et d'en-cas diététiques, prend au petit déjeuner du son auquel elle ajoute une cuillerée à café de germes de blé parce qu'il paraît que c'est très bien dans les régimes, et se promène toujours avec son litre d'eau minérale pour éliminer. En montant sur sa balance, patatras !, non seulement elle n'a pas perdu ses trois kilos mais elle en a pris trois de plus, ce qui lui en fait maintenant six à perdre au lieu de cinq !

★

Écœurée mais opiniâtre, elle se confie à son kinésithérapeute. Qui, justement, vient d'acheter une machine « révolutionnaire ». En dix séances (à trois cents francs chacune), elle va perdre ses kilos *sans rien faire*.

En plus, elle s'est offert le livre du Dr Tartempion, où celui-ci explique qu'il faut arrêter les sucres et manger des graisses à volonté pour maigrir. Bien sûr, ce régime la change de celui du célèbre médecin de Hollywood, qui affirme, lui, qu'il suffit de manger dissocié. Tout cela coûte cher, mais tant pis ! Après tout, son amie lui a dit que cette méthode américaine avait fait perdre dix kilos à une de ses collègues de travail.

Consciencieusement, elle suit les conseils du grand ponte, va deux fois par semaine voir le kiné, qui branche l'appareil sur ses cuisses, et ne mange plus un gramme de sucre. Au terme des séances, la réussite est totale : Germaine a perdu quatre centimètres de tour de taille et trois autres sur chaque cuisse. Elle est contente mais sa balance lui renvoie un message moins optimiste : elle n'a perdu que deux kilos. De plus, quand elle mesure sa taille et ses cuisses à la maison, elle ne trouve pas les mêmes résultats que chez le masseur. C'est qu'elle ne se souvient plus à quel endroit le kiné pose son centimètre. Au fond, il a peut-être raison !

Malgré tout, comment perdre ces 4 autres kilos ! Elle change alors de technique pour essayer le très rapide et très efficace régime du journal *Nous*. Comme c'est impossible à faire avec tant de recettes compliquées à préparer, elle n'y parvient pas, mais elle a lu un « petit truc » intéressant : il ne faut jamais manger de fruits après les repas parce que cela perturbe la digestion, tourneboule le foie, dégrade les enzymes gloutons de l'estomac. En toute logique, les résultats ne sont pas meilleurs.

⋆

Comme elle en a vraiment assez, Germaine retourne chez son pharmacien qui lui assure qu'avec les sachets de protéines tout ira mieux. Il lui suffira de ne plus manger le midi et d'en avaler un à la place de son repas pour fondre très vite. Elle se lance. Pendant trois semaines, adieu le déjeuner, vive le sachet. Elle boit quatre litres d'eau par jour, ne mange plus de fruits après les repas (elle en gardera l'habitude), grignote des barres de céréales exclusivement, avale des surgelés diététiques et, miracle !, a tout reperdu. Heureuse, elle se sent fière... et bien dans sa peau.

⋆

Six mois plus tard, c'est le drame. Elle a repris tous ses kilos... auxquels s'en sont ajoutés trois. Son objectif initial paraît de plus en plus lointain !

L'heure est venue de recourir à la médecine. Son cas est trop sérieux et les kilos qu'elle n'arrive plus à perdre l'angoissent : sans doute est-elle malade !

À qui se confier ? D'abord à son généraliste. Dosages biologiques, hormonaux, tout y passe. Malheureusement, rien ne va mal. Qu'à cela ne tienne, le médecin de famille lui tend la feuille de régime concoctée par un laboratoire X, et lui remet une ordonnance comprenant le nouveau médicament de ce laboratoire, assorti bien sûr d'un petit calmant parce qu'il la trouve nerveuse. Certes, ce médicament très coûteux n'est pas remboursé par la sécurité sociale, mais après tout, si ça marche ! Le calmant lui permet de dormir, ce qui est plutôt positif, cependant son combat l'obsède et la rend irritable. Résultat, elle grignote sans arrêt.

Devant le succès relatif, Germaine décide d'aller consulter avenue des Champs-Élysées à Paris, un médecin dont on lui a parlé et qui aurait fait maigrir plusieurs personnes grâce à des gélules de sa composition. Décor somptueux, secrétaire attentionnée, le cadre lui plaît beaucoup, même si les tarifs non remboursables lui donnent des sueurs froides. À coup sûr, lui dit le praticien, elle est victime d'un trouble de la régulation du sucre, associé à une mauvaise absorption des aliments. Avec componction, il lui tend « l'ordonnance » pré-imprimée des médicaments qu'elle doit faire préparer à la pharmacie de la place X, tandis que la secrétaire du cabinet lui donnera le régime à suivre. Place X, la pharmacienne lui remet le traitement

– il se trouve, heureux hasard, qu'elle en avait un déjà tout prêt – contre la modique somme de 120 euros.

Au bout de huit jours, Germaine ne dort plus, urine sans arrêt et se dispute avec tout le monde. Elle retourne alors voir son généraliste qui lit l'ordonnance et l'informe que le prescripteur de ce traitement est un escroc qui a failli la tuer. Il lui remet alors une recommandation pour un hôpital spécialisé dans la perte de poids.

★

Germaine téléphone et demande un rendez-vous... qu'on lui fixe pour dans trois mois.

Enfin, elle se rend à la consultation où elle rencontre un des élèves du professeur Machin. Il faut refaire les analyses mais, à l'hôpital, elle sait que c'est sérieux ! Au terme de son bilan, normal, le praticien lui demande de prendre un autre rendez-vous, à l'hôpital de jour cette fois, où une équipe de diététiciennes lui établira son régime. Un mois plus tard, elle attend dans une grande pièce avec dix autres victimes. Après un laïus d'explications, elle rencontre sa diététicienne, laquelle l'interroge sur sa manière de manger puis la renvoie en salle d'attente où on l'appellera afin de lui remettre le régime qu'elle va lui préparer. Deux nouvelles heures s'écoulent. À 13 heures, on lui sert un plateau repas insipide. Une fois celui-ci avalé, la diététicienne lui fournit enfin son régime. Heureuse d'avoir finalement trouvé une solution scientifique, Germaine lit le papier :

Petit déjeuner : Pain, yaourt, fruit.
Déjeuner : crudités, viande grillée, légumes, fruit.
Dîner : potage, poisson, yaourt, fruit.

Ces restrictions, elle les connaît depuis longtemps ! Désenchantée, elle rentre chez elle, plie le papier en quatre, le range dans un tiroir, et pleure.

De rage, elle reprend rendez-vous avec un nouveau médecin. Énième régime, guère plus original. La nouveauté, ce sont les aiguilles. Allongée dans un des six boxes du cabinet, elle se retrouve avec le corps piqué d'une douzaine d'aiguilles, à garder durant une demi-heure. Elle revient deux à trois fois par semaine et suit les prescriptions alimentaires. Neuf kilos disparaissent. À coup sûr, ce traitement d'acupuncture est la seule technique qui fonctionne, pense-t-elle. Elle le recommande à ses collègues et à une amie proche. Au bout de deux mois, les succès de toutes ses amies lui démontrent que Dr Wang est le seul capable de faire maigrir les gens. Et si l'une n'a pas minci, c'est qu'elle a dérogé aux menus prescrits.

*

Six mois plus tard, tout va bien. Juste trois petits kilos repris pendant les vacances. Alors, Germaine retourne voir le Dr Wang. Le traitement reprend mais le médecin n'a plus le temps de discuter avec elle, plus le temps de se montrer attentionné parce que les patientes s'accumulent. Le bouche-à-oreille a trop bien fonctionné.

Au bout de trois semaines, aucun gramme de perdu. Elle s'en plaint au Dr Wang, qui lui explique que cela risque d'être désormais difficile parce qu'elle a atteint son poids d'équilibre. Il ne reste qu'une solution : la chirurgie.

★

Germaine consulte plusieurs experts : ne lui a-t-on pas expliqué qu'il fallait se méfier de cette corporation où certains ne sont même pas chirurgiens et où les tarifs peuvent passer du simple au quadruple ? Tant qu'à faire, elle sélectionne le plus connu donc le plus cher. Bien sûr, lui dit-il, ce ventre et ces cuisses sont extrêmement disgracieux. Mais il va arranger cela et, pour le même prix, lui fera l'intérieur du genou, auquel elle n'avait pourtant pas songé.

Hospitalisation, opération, réussite. Quand elle se regarde dans la glace en pantalon, Germaine se trouve formidable. Elle porte une gaine très moulante pour « contenir les tissus »... mais c'est réussi. En tout cas le chirurgien le lui a assuré. Au pire il fera quelques retouches, gratuites, bien sûr. De toute façon, les vrais résultats ne se verront que dans six mois.

★

Six mois plus tard, elle se trouve mieux. Heureusement parce qu'avec les sommes qu'elle a dépensées, un échec aurait été terrible.

Son poids n'a pas changé mais elle estime sa silhouette plus fine, bien que, du côté de la fesse droite, cela ondule un peu. « Attendons, la rassure le docteur Bistouri, cela peut changer. » Le seul problème, c'est que son poids augmente à nouveau et que ses formes réapparaissent. Elle en parle avec son mari, qui explose et lui assène que depuis cinq ans son idée fixe tourne au grotesque, qu'elle n'a jamais réussi, qu'il l'aime comme elle est et que, à son âge, c'est normal d'être enrobée.

Elle ne répond pas, consulte un nouveau médecin, échoue dans son régime et devient réellement dépressive. Elle grossit de plus en plus, guérit de sa dépression et décide à tout jamais de briser cet engrenage.

Mais, deux ans plus tard, Germaine pousse la porte de mon bureau : elle n'arrêtera jamais de vouloir maigrir. Elle a contracté le virus voilà bien trop longtemps.

*

— Germaine, lui dis-je, pourquoi voulez-vous maigrir ?

— Pour être mieux dans ma peau ! me répond-elle.

— Mais pour quoi encore ?

Elle ne sait plus, en fait. Il y a si longtemps qu'elle essaye de maigrir qu'elle a oublié pourquoi. C'est devenu une obsession qu'elle ne maîtrise plus, qui a envahi toute sa vie et l'a rendue malheureuse.

Une obsession alimentée par le pharmacien au tout début, puis par ses amis, les rayons de supermarchés, les magazines, la télévision, le kinésithérapeute, son médecin de famille, le charlatan peu scrupuleux, le spécialiste plus rigoureux, l'industrie pharmaceutique, les instituts d'esthétique, l'hôpital et le chirurgien. Chaque fois, elle n'a été que la cliente de tous ces acteurs, pour le plus grand profit de chacun.

Mais Germaine, elle, que désirait-elle au départ ? Quelle raison profonde l'animait ? Fallait-il vraiment qu'elle maigrisse ? Était-elle capable de réussir ? Ne pouvait-elle pas entreprendre un régime à un autre moment ?

*

Car, au final, le bilan du scénario catastrophe de Germaine mérite d'être posé.

— Bilan de poids : cinq ans après avoir voulu perdre cinq kilos, elle en pèse quinze de plus.

— Bilan de santé : elle ne sait plus manger, n'arrive pas à savoir quand elle a faim et quand elle n'a plus faim. Elle mange parfois beaucoup, à d'autres périodes pas du tout. Elle est en outre souvent fatiguée, dort moins bien qu'il y a cinq ans et présente régulièrement des problèmes de dépression.

— Bilan esthétique : elle ne se sent pas belle, fait des complexes à l'égard des autres femmes, et, n'aimant plus son corps, sa libido a diminué. Elle s'habille et se maquille moins qu'auparavant parce qu'elle ne se sent plus féminine.

— Bilan financier : 750 € de kiné, 3 000 € de médicaments, 6 000 € d'opérations et 3 000 € de substituts. Soit 12 750 €. Une belle voiture, des robes qui lui auraient fait plaisir, de superbes voyages qui auraient amélioré son moral et soudé son couple... autant de plaisirs qui lui ont échappé.

Tant il est vrai que le virus de l'amaigrissement, très souvent, fait moins fondre les hanches que les comptes en banque.

Chapitre 8

D'OÙ VIENT LE VIRUS DE L'AMAIGRISSEMENT ?

Comment contracte-t-on ce virus ? D'où vient cette volonté de maigrir à tout prix qui pousse nombre de personnes à essayer tous les procédés possibles, des plus rationnels aux plus miraculeux ? Qu'est-ce qui incite tant de femmes, notamment, à se priver durant des années pour des résultats bien peu probants ?

En fait, pour reprendre le cheminement intellectuel de ces victimes, pour découvrir les rouages de la machine infernale du piège dans lequel tombent trop de personnes, il convient de détailler la journée ou la semaine d'une « malade » de ce virus. Sans que la « patiente » s'en rende compte, c'est une accumulation d'incitations au régime qui se font jour, la poussant à la diète et la faisant sombrer dans une spirale infernale. Germaine va servir de guide.

★

Lundi matin, le cobaye arrive au travail et prend un petit déjeuner avec des amies et des collègues. Tout le monde dresse le bilan du week-end, parle de ses sorties, du film vu à la télé, des repas consommés. Et il y a toujours quelqu'un pour annoncer qu'il lui faudra perdre le kilo pris en deux jours.

C'est le premier mode de contamination, celle du bouche-à-oreille. La préoccupation d'un proche pour son poids alerte Germaine sur ses propres surcharges pondérales et, sournoisement, s'insinue en elle. « Tiens, n'aurais-je pas, moi aussi, un ou deux ou même trois kilos à faire fondre ? »

Midi arrive, tout le monde descend à la cantine. Le plat du jour : une choucroute. Et, à côté, l'incontournable menu diététique. Alerte ! Un autre mode de contamination lui tend les bras. Germaine constate alors que ses collègues se divisent en deux groupes, les adeptes de la diététique et ceux qui craquent pour les saucisses de Francfort, l'échine et le chou. Qui va-t-elle suivre ? De quel côté va-t-elle aller ? Tout va dépendre du choix de ses collaborateurs les plus proches. « Faire ce que font les autres », une incitation permanente.

Dix-sept heures, Germaine rentre chez elle. Elle fait d'abord un saut au supermarché pour effectuer quelques courses. Elle passe entre les rayons, choisit ses aliments, lit soigneusement les étiquettes. *Light*, pas *light*, enrichi en quelque chose, manquant d'autre chose, spécial minceur, spécial forme, poudre de protéines... Encore une fois, alerte ! Son esprit fait l'éponge : il absorbe toutes ces « informations » qui insinuent qu'elle aussi devrait céder, qu'elle aussi doit se surveiller et serrer d'un ou deux crans sa ceinture. Ce mode de contamination potentiel fait son office. L'ensemble des rayonnages et des aliments présentés ravive la notion de contrôle de poids ou d'amaigrissement. Résultat, depuis le matin, Germaine est devenue un sujet fragile. Le virus a commencé à frapper, il lui suffit d'attendre qu'elle soit un tout petit peu affaiblie pour l'infecter.

*

Notre amie rentre chez elle et allume son téléviseur tout en préparant le dîner. Au programme, quelques clips vidéo avant d'assister à la retransmission de l'élection de Miss France. Nouvelles alertes ! Dans les clips, aucune des jeunes filles qui dansent ne présente le moindre défaut physique. Jeans moulant, talons hauts, bassin étroit, elles montrent l'idéal de la beauté parfaite. Germaine se trouve donc confrontée au danger des fantasmes. Parce que la télévision est une référence, elle se met à rêver. Ou plutôt à se trouver trop enrobée ici, un peu épaisse de là, bref hors de la « norme » affichée à l'écran.

Le repas achevé, la torture morale reprend avec le défilé des candidates au titre de Miss France. Triple alerte : c'est la célébration de la beauté parfaite où la femme belle est adulée, respectée, couronnée. Le mode de contamination, cette fois-ci, est plus pervers. Le poste de télévision est devenu le miroir de la méchante reine de Blanche-Neige. À l'écran, elle regarde une femme qui va être célèbre et gagner de l'argent uniquement parce qu'on la juge belle. Alors elle s'assimile à cette femme dont la silhouette et les formes ne sont en rien identiques aux siennes.

Et quand elle se couche, Germaine ne se rendra pas compte qu'insidieusement le virus entame son travail de sape !

⋆

Le lendemain matin, retour au bureau. Or, c'est le jour de sortie de tous les magazines féminins. Au sommaire, « Maigrissez avec le régime du docteur X », « Comment supprimer votre culotte de cheval ? », « Perdez trois kilos en quinze jours ».

Encore une alerte ! Tout ce qu'elle voit, lit, écoute, concerne l'amaigrissement et la silhouette. Le mode de contamination, cette fois-ci, c'est l'imprégnation sociale. « S'ils le disent, c'est que ça doit être vrai. Faut perdre quelques kilos avant les vacances, avant les fêtes... », se dit-elle.

Mardi soir, Germaine a rendez-vous chez sa gynécologue. Examens habituels, traditionnelle pesée (mini-alerte), elle pense avoir besoin de prendre une pilule contraceptive différente de celle qu'elle utilisait jusqu'à présent. Au moment de rédiger l'ordonnance, le médecin ne manque pas de lui préciser qu'avec cette nouvelle prescription, elle n'a pas besoin de s'inquiéter pour son poids. Son poids ? Pourquoi son poids ? s'inquiète-t-elle. « J'ai tellement grossi que ma gynéco me le signale ? Si c'est elle qui le dit, ça doit être grave, et même dangereux ! »

Alerte rouge ! Le praticien vient d'établir une relation

entre la santé et le poids qui ne va plus quitter l'esprit de Germaine.

Sortie de chez la gynécologue, elle se rend chez le pharmacien, tend son ordonnance et, en attendant, parcourt du regard les présentoirs. Plantes, poudres, gélules ou pulvérisateurs bien alignés ont tous une caractéristique commune : ils servent à faire perdre des kilos. Encore une alerte ! Mode de contamination possible : le système de santé en général.

★

Tout au long de la semaine, le même scénario va se répéter. Les modes de contamination vont changer mais resteront, dans la forme et le fond, strictement identiques. Publicités sur les murs des grandes avenues, presse écrite, télévision, vitrines des magasins d'esthétique ou des parapharmacies, c'est le règne de l'incitation permanente, le matraquage subliminal : maigrir. Correspondre à un idéal de beauté, là est la vérité.

★

Ouf ! C'est samedi. Germaine va enfin pouvoir penser à autre chose. Eh bien non ! C'est même le contraire, car, en plus des conversations de bureau et des régimes, de la petite phrase insidieuse de la gynéco, des incitations lues dans les magazines ou sur les murs qui tournoient dans sa tête, ce sont de nouvelles pressions qui vont venir lui nouer la gorge, serrer son estomac et torturer son esprit.

Le matin, elle allume son poste et tombe sur les

innombrables émissions de téléachat. Où l'on vante de manière répétée, avec pseudo-consommateurs satisfaits, des kyrielles d'appareils à maigrir, muscler, rester en forme, des tonnes de crèmes pour gommer les capitons et la cellulite, des dizaines de « cures minceur » magiques. Nouvelle attaque en règle.

L'après-midi, elle flâne avec son époux dans les centres commerciaux, à la recherche de quelques plaisirs à s'offrir. Elle entre dans des boutiques de mode et essaye un tailleur ou une jupe qui, bien entendu, ne lui iront pas. Désormais, le niveau d'alerte maximum est atteint : « Je ne corresponds plus aux critères de mode actuels. Il faut que je me ressaisisse. » Traduction : se restreindre, se priver, maigrir, entamer un régime.

★

Pendant toute cette semaine, notre cobaye a été victime de son environnement, comme nous le sommes tous.

Le fantasme de la beauté, l'endoctrinement que délivrent les industries pharmaceutique et alimentaire, le discours des médecins et des professionnels de la santé, les contraintes de la mode sont, chacun, des voies d'accès pour que les sujets sensibles contractent le virus de l'amaigrissement. On déforme progressivement leur cerveau en leur faisant croire qu'il y a un problème. La vie de tous les jours nous occupe assez pour que nous n'ayons pas le loisir de réfléchir et d'analyser chacun des facteurs environnants, mais si l'ensemble de la société a décidé que les critères de beauté passaient par la forme, ou plutôt par les formes, c'est qu'il doit exister un modèle idéal de silhouette. Inconsciemment, nous nous comparons à ce modèle et voulons lui ressembler. Germaine la première, mais Germaine comme les autres.

*

Le problème, une fois le virus bien ancré dans son cerveau, c'est que la démarche de départ qui l'aura poussée à vouloir mincir va, au fil de ses tentations, s'estomper, disparaître, remplacée par la bataille livrée. Elle va gommer les motifs initiaux pour se concentrer sur sa lutte contre les centimètres en trop, sur sa quête de nouvelles solutions, en perdant pied avec sa propre réalité. Elle va devenir *light addict* sans s'en rendre compte.

Lors de son premier amaigrissement, elle désirait en effet perdre trois kilos parce qu'elle rêvait de formes plus harmonieuses, et si son premier médecin lui avait dit que c'était parce qu'elle souhaitait coller aux critères de mode, elle se serait sans doute contentée de cette unique démarche. Mais plus elle va enrichir son histoire, moins cet événement sera mis en évidence. La seule chose qui va occuper son esprit c'est l'alternance de perte et de reprise de poids. Un schéma qui va se transformer en obsession. Plus elle va s'écarter du début de son amaigrissement, c'est-à-dire les trois petits kilos à gommer, moins elle pensera aux raisons qui l'avaient poussée à se lancer dans cette course. Et comme le nombre des kilos va croître au fil des années, on s'écartera de plus en plus du motif initial.

Chapitre 9

DOCTEUR ÈS MÉDIAS

Ni à l'écran ni dans les magazines féminins, les conseils minceur ne manquent à l'appel. La volonté de maigrir étant un sujet majeur de préoccupation des femmes, toutes les rédactions y sont allées de leurs dossiers régime. De façon progressive, toutefois. D'abord un article par-ci par-là. Puis de plus en plus régulièrement à chaque saison : « Perdre cinq kilos au printemps », « Une méthode pour être belle sur la plage »... Et aujourd'hui, avec une régularité qui frise la frénésie, on écrit sur les régimes à longueur d'année : avant Noël pour ne pas prendre de l'avance sur le poids, après les fêtes pour éliminer les excès du réveillon, en janvier pour affronter l'année, en février pour les sports d'hiver, au printemps pour être bien dans sa peau, avant l'été pour être belle au regard des autres, à la rentrée quand on doit évacuer les écarts estivaux... Bref, c'est un sujet de prédilection, un dossier récurrent, un « marronnier » à croissance de plus en plus rapide comme on dit dans cette profession. Dès lors, plus personne ne peut échapper à la question essentielle : « Suis-je vraiment trop grosse ? »

★

Mais qu'est-ce qui a déclenché ce phénomène ?

À mon sens, une émission de télévision diffusée en 1980.

C'était l'époque où on donnait aux émissions un caractère solennel, moment sacré où l'on s'enfonçait dans son fauteuil en attendant de recevoir des vérités suprêmes. Les médias étaient considérés infaillibles et délivreurs d'informations sûres avec caution scientifique. Comme il s'agissait des premiers programmes sur ce sujet, les téléspectateurs attendaient des révélations de première qualité.

Deux invités étaient présents sur le plateau : le Dr Hatkins et le Pr Apfelbaum.

Le premier commençait à être connu depuis que l'on disait grand bien d'un régime dont il était l'inventeur. Il parlait mal le français, se servait d'un interprète pour expliquer sa méthode, mais son discours passait très bien. « Je vous propose un régime où j'interdis exclusivement le sucre et les produits sucrés. En revanche, vous avez le droit de consommer tous les autres produits sans limitation aucune. Mangez du beurre, du foie gras, du fromage, de la charcuterie, du poulet, de la viande... Consommez-les jusqu'à ce que vous n'ayez plus faim, peu importe s'il y en a beaucoup. Vous maigrirez ainsi dans des délais beaucoup plus brefs que d'habitude. » Le Dr Hatkins, sans le savoir, venait d'inventer la recette miracle des régimes, celle qui ne rate jamais : manger à volonté pour maigrir !

À ces propos, séduisants, l'autre invité opposait la physiologie du corps, le danger d'une surconsommation de graisse, la nécessité d'une prise en charge globale d'un patient.

Chaque fois que le Pr Apfelbaum posait une question au Dr Hatkins, celui-ci esquivait la réponse.

« Docteur Hatkins, demandait-il, ne craignez-vous pas que les taux de cholestérol trop élevés que provoque votre régime ne donnent des maladies de cœur à vos patients ? »

Et l'autre de répondre : « Avec mon régime, vous maigrissez de dix kilos en un mois ou un mois et demi et vous mangez tout ce que vous avez envie de manger, à condition d'éviter les sucres. »

« Mais, docteur Hatkins, renchérissait son confrère, vous savez bien que le fait de manger d'un seul aliment contribue à diminuer l'appétit par un effet de monotonie et que l'excès de cholestérol dans les tissus provoquera fatalement de l'athérome (dépôt de graisse sur les artères) qui peut atteindre les coronaires (artères du cœur) ? »

« Oui, répondait le docteur Hatkins, mais vous pouvez manger du foie gras, de la volaille et du fromage dans les quantités que vous souhaitez et vous maigrirez de dix kilos en un mois ou en un mois et demi ! »

« Mais vous savez bien, insistait Apfelbaum, que si vous ne consommez pas suffisamment de légumes, de crudités, de fruits, vous risquez certaines carences et mettez au repos votre intestin. »

Fidèle à sa ligne de conduite, le médecin américain

reprenait : « Vous vous privez toujours de foie gras, de volaille, de fromage, alors que, dans ce régime, vous en mangerez tant que vous voulez et vous perdrez en un mois, un mois et demi jusqu'à dix kilos. »

Devant ce refus du débat, le Pr Apfelbaum sortit de ses gonds, asséna à Hatkins qu'il était un âne, que ce qu'il racontait n'était qu'inepties. L'émission tourna alors au pugilat, à cause du présentateur qui demanda au Français de rester correct pendant l'émission.

★

Ce contact médiatique traduit parfaitement de ce qui se passe encore aujourd'hui. Le Pr Apfelbaum expliquait de façon incompréhensible des choses intelligentes, tandis que Hatkins délivrait des données ineptes avec des mots simples. Et le téléspectateur, dépassé par la nature du débat, reçut le message qui lui semblait le plus à sa portée.

Deuxième facteur renforçant l'acceptation du discours « facile », le Dr Hatkins, resté calme parce qu'il ne comprenait pas le français et ne se rendait pas compte qu'il se faisait insulter, devint l'agressé, donc la victime vers laquelle on se tourne et dont on apprécie la sérénité. S'il restait tellement stoïque face à la virulence de son adversaire, c'était forcément qu'il était confiant dans sa méthode. Donc qu'elle marchait.

Dernier élément : entre un médecin qui suggère un amaigrissement miracle et un autre qui conteste et ne propose rien, comment ne pas adhérer au discours du « sauveur » ?

Conséquence, le Pr Apfelbaum est sorti de l'émission

avec un handicap qu'il allait devoir désormais surmonter. Le public, lui, en demande à la fois de procédés faciles, compréhensibles et alléchants, puisqu'il ne parvenait pas à départager les deux méthodes, jeta son dévolu sur celle qui convenait le mieux à son désir. En outre, le présentateur, en invitant les deux médecins, les avait crédibilisés autant l'un que l'autre. Il était donc logique que le spectateur plébiscite la méthode Hatkins sans pour autant dénoncer Apfelbaum.

*

L'émission fit un « tabac ». Toute la France en parla. Ceux qui souhaitaient maigrir comme ceux qui conseillaient aux autres de le faire. Ce fut même le début d'un phénomène international, puisque la méthode Hatkins a balayé la planète ! Aujourd'hui encore, les régimes « maigrir en mangeant » règnent en maîtres.

Ensuite, ce fut la presse écrite qui prit le relais. Tous les magazines parlèrent du Dr Hatkins. Certains médecins commentèrent son programme, d'autres prétendirent qu'il fallait l'aménager pour le rendre encore plus efficace, mais il devint une référence. Son livre se vendit à des millions d'exemplaires à travers le monde. Les malheureux praticiens qui se hasardèrent à contester cette méthode et en décrivirent les dangers furent à peine audibles au milieu du brouhaha médiatique.

Du moins au début, car, par la suite, on se régala d'autres émissions ou articles où l'on vit s'inverser la tendance et répéter le message de précaution : le régime Hatkins est dangereux. Ce fut une période où l'on évoqua des incidents cardio-vasculaires et des drames provoqués par cette méthode. Le Dr Hatkins ne cessa pas pour autant, convaincu d'avoir raison.

La lune de miel entre la presse et l'amaigrissement venait de commencer. Et d'entamer une idylle durable faite de campagnes médiatiques bien orchestrées respectant un schéma identique. La rédaction d'un journal choisit d'abord la période, par exemple après les fêtes ou avant les vacances. Puis, pour la couverture, utilise une photo de rêve avec fille jeune à peau ferme et formes parfaites, ou couple alangui sur fond de mer lagon. En gros caractères, le journal titre : « Maigrissez » et ajoute deux nombres. Par exemple de 1 à 6 kilos pour le premier. De 10 à 15 jours pour le second. Au final, l'hebdo ou le mensuel va faire fantasmer grâce à son titre accrocheur et multiplier ses ventes. Le plus souvent en ne faisant qu'adapter le régime du Dr Hatkins.

De nombreuses variantes sont en effet apparues. On a ainsi assisté successivement à l'éclosion des régimes Mayo, Scarsdale, protéines pures, dissociés, ananas, pâtes ou Sulitzer. Avec une méthode identique : on commence par promettre un amaigrissement grâce à une méthode originale, on trouve un relais dans la presse et quelques cas amusants afin de les illustrer. Et si on a la chance d'obtenir le concours d'une vedette pour assurer la promotion, le succès est garanti.

Le plus troublant, d'une certaine manière, est de voir comment les journalistes eux-mêmes se prennent au jeu et raffolent des dossiers minceur. S'ils reconnaissent que ces sujets font vendre, beaucoup cherchent aussi à mincir. Comment expliquer autrement que les magazines de santé, qui ne manquent pourtant pas de thèmes à aborder, finissent toujours par revenir à l'amaigrissement.

Certes, il est plus amusant de concocter des régimes que de soigner la maladie de Hartprung, mais quand même !

★

La télévision n'est pas en reste. Comme, sur un plateau de télévision, il est difficile d'expliquer un régime, elle a recours aux incontournables témoins. On voit des gros, des maigres, des très très gros, des qui ont maigri et des qui voudraient maigrir. Au hasard de ces interventions, de temps en temps, l'un ou l'autre avoue son truc ou sa recette. La recette devient en général légende si elle a la chance d'être diffusée à une heure de grande audience, d'où le combat au couteau entre les différents experts de l'amaigrissement pour être invités. Être vu et entendu par des millions de téléspectateur présentera un impact énorme. Les émissions de téléachat, dont j'ai déjà parlé, en sont un exemple flagrant : on y vend des appareils pour maigrir, des régimes à la carte, des pilules et des herbes de toutes sortes. Une délicieuse jeune femme se présente à l'écran, prend un appareil, exécute quelques exercices bien qu'elle ait des formes tout à fait ravissantes et conclut le spot en affirmant que c'est avec un tel engin qu'elle a maigri. La spectatrice la croit et fait chauffer sa carte de crédit. Résultat, quelques minutes consacrées à cet appareil en font vendre environ mille à trois mille exemplaires. Un promoteur américain de régimes pseudo-personnalisés proposés voilà deux ans sur une grande chaîne de télévision a reconnu en écouler « entre deux cents et trois cents par diffusion », alors que le prix de sa méthode s'élevait à 125 €. D'autres cures facturées 90 € et contenant exclusivement de la poudre de perlimpinpin et de l'eau ont été distribuées, elles, à plusieurs milliers d'exemplaires. Si la presse lance les nouveautés et les rumeurs, la télévision en fait un phénomène très lucratif.

★

Le gros ennui, c'est que cette masse d'informations variées et contradictoires a des répercussions néfastes. Et que beaucoup de spectateurs, surabreuvés par les médias, en arrivent à s'autodiagnostiquer et à faire n'importe quoi, superposant les méthodes.

Prenons l'exemple de Marie-Claire, une femme de trente ans qui cherche à maigrir de quelques kilos. Elle achète un journal qui lui promet – grand classique – d'en perdre trois en quinze jours. Dans l'article, elle lit qu'il ne faut jamais manger beaucoup au dîner, juste un peu au déjeuner mais beaucoup au petit déjeuner. Elle n'a jamais maigri avec cette technique mais trouve la méthode excellente.

Puis Marie-Claire découvre en kiosque un deuxième féminin dans lequel on lui explique qu'il ne faut jamais manger les fruits durant le repas. Elle suivra cette technique, bien que ne constatant pas d'amaigrissement. Comme on lui dit aussi qu'il vaut mieux consommer des yaourts au jus de soja plutôt que des yaourts classiques, elle obéit.

Ayant également lu que l'ananas faisait maigrir, elle en avale régulièrement. Sans imaginer que dans peu de temps, elle va dissocier complètement sa nourriture et ouvrir la porte à un chaos total. Tout cela à cause d'informations puisées dans la presse.

⋆

Un autre exemple, m'impliquant directement, illustre bien la dérive d'une information vite lue, mal assimilée, rapidement répétée.

À la demande d'un journal féminin, j'ai un jour rédigé un régime un peu original. L'intention était de faire manger aux gens de la soupe au dîner. Quoi de plus facile ? J'ai donc utilisé un régime de type standard, normalement équilibré, avec consommation de potage chaque soir. Me souvenant du livre de René Fallet, j'avais baptisé le tout : « La soupe aux choux ». Mes intentions et celles du journaliste étaient claires : composer un régime intelligent en le rendant simplement original dans sa présentation.

Quelque temps plus tard, j'entendis à mon cabinet des gens me parler d'une méthode nouvelle où l'on ne mangeait que de la soupe. Dans les premiers temps, je ne fis aucune relation entre l'article et le phénomène dont on me parlait. Un jour, une de mes patientes m'apporta pourtant la recette en me disant qu'elle en avait assez de manger toujours la même chose. C'était très exactement la soupe aux choux proposée dans l'article. Je demandai alors à ma patiente si elle l'avait lu jusqu'au bout, mais elle me répondit qu'elle ne le connaissait pas et qu'une amie lui avait passé une feuille photocopiée. Voilà un détournement de régime. Une lectrice du journal avait vraisemblablement trouvé la soupe à son goût et cru qu'il fallait exclusivement manger le potage pour maigrir. Résultat, ma soupe aux choux, mal comprise, est devenue un des best du régime en 2000 !

Chapitre 10

LA PLACE DU PSYCHISME DANS L'ALIMENTATION

On le voit, ce sont le bouche-à-oreille, la dérive d'une information mal maîtrisée qui génèrent souvent des régimes dits miracles aux effets pervers. Mais s'ils marchent, s'ils ont tant de succès auprès des populations, c'est parce que le désir de maigrir, on l'a noté aussi, est devenu le leitmotiv de notre société. Une volonté inscrite au plus profond des individus, comme une angoisse latente, une pulsion incontrôlée. Dans mon cabinet, je le vois tous les jours, le psychisme individuel est une donnée essentielle.

★

L'idée d'évoquer le rôle du psychisme dans l'alimentation entraîne quasi systématiquement le désir de parler des boulimies, des vomissements, de l'anorexie, des manifestations extrêmes liées à la nourriture, trop souvent exagérées par les médias, lesquels ne peuvent s'empêcher de retomber dans le phénomène de foire et de montrer les exemples les plus caricaturaux. Car la vraie boulimie, par exemple, présente une symptomatologie très particulière, consistant notamment pour le sujet en une consommation solitaire et sans limite d'aliments pour lesquels il n'éprouve pas d'attraction particulière. Beaucoup savent aujourd'hui que ces deux pathologies sont plus le fait d'un trouble psychiatrique que d'un dysfonctionnement du comportement alimentaire. Combien y a-t-il aujourd'hui de vraies boulimiques par rapport aux adeptes du grignotage et à ceux qui cèdent aux pulsions ? Peut-on confondre le grignotage, l'amour immodéré d'un aliment ou le désir de manger avec la vraie boulimie ? Autant de questions complexes que la *vox populi* refuse de se poser. De même, on ne peut pas comparer l'anorexie mentale d'une femme de 35 ans, au passé psychologique chargé, avec le syndrome anorexique d'une jeune fille de 17 ans, influencée par son environnement.

⋆

Les troubles alimentaires qu'on observe le plus souvent sont heureusement moins dramatiques, plus banals, en tout cas en apparence. Il s'agit du fameux grignotage, des pulsions alimentaires ou de l'envie de sucre. L'ennui, c'est qu'ils sont difficiles à appréhender parce que la demande de traitement ne porte pas sur ces comportements eux-mêmes mais sur ce qu'ils entraînent : la prise de poids. Celle-ci n'est dès lors plus le mal à guérir mais son symptôme. Encore faut-il identifier le phénomène et le faire comprendre par le sujet.

Les différents comportements constituent fréquemment la réponse à des angoisses, des stress, des situations particulières qui permettent au sujet d'équilibrer son niveau de tension comme son niveau de détente. C'est l'éternel problème de la frustration et de la compensation. L'autre inconvénient, c'est que l'attention portée à ces phénomènes, le fait tout simple d'en parler et de les décrire deviennent une source d'anxiété supplémentaire qui va majorer tous les risques.

★

Considérons par exemple une personne qui essaie de maigrir et qui a auprès d'elle un conjoint lui rappelant régulièrement de faire attention à ce qu'elle avale ou lui reprochant le moindre écart au régime. Dans ce genre de situation, une relation perverse bourreau/victime s'installe. Si la réponse la plus logique voudrait que la harcelée demande à son conjoint de s'occuper de ses affaires, la plupart baissent l'échine et mangent davantage par réaction à ce qui est vécu comme une agression. Tout cela parce que s'est activé un couple culpabilité/frustration. La remarque du bourreau a touché à la culpabilité de la victime et la culpabilité de la victime a réveillé la frustration, laquelle trouve son apaisement dans la consommation alimentaire.

Et le conjoint lui-même, pourquoi ne cesse-t-il d'intervenir ? Est-ce de la sollicitude maladroite, de la possessivité, un règlement de comptes inconscient, une relation sadomasochiste ou la réponse à une autre agression ?

Toutes ces explications sont valables mais la dernière témoigne du rapport social à la nourriture. On le sait, la mise en place d'un régime affecte l'entourage, qui en subit les conséquences, soit au travers du repas, soit avec la modification de la convivialité familiale. De la même façon qu'il existe une relation entre l'homme et son alimentation, il existe une relation entre l'homme, l'alimentation et les autres. La nourriture est donc un élément pompeusement qualifié de transactionnel, qui permet d'exprimer ses sentiments à la fois vis-à-vis de soi-même et à l'égard d'autrui.

★

Or il existe un schéma récurrent dans l'échec des régimes qui s'installe avec ou sans la complicité de l'extérieur. Si l'on considère que certaines situations de grignotage ou de pulsions alimentaires sont la réponse à des angoisses, des tensions ou des frustrations, le démarrage d'un amaigrissement signifie renoncer à affronter de front ces troubles et demander de l'aide.

« Mon chef me harcèle, or manger est ce qui me soulage le plus. » Voilà vulgairement résumée, une des étapes de ce que j'appelle le cercle vicieux, laquelle va se compléter par d'autres du type : « Mon chef me harcèle, je souffre donc je grossis ; je me prive de manger, j'échoue dans mon régime », puis « mon chef me harcèle, je souffre donc je grossis ; je me prive de manger, je grossis encore plus ». Une seule donnée demeure constante dans cette séquence : à toute frustration, la réponse qui me soulage le plus c'est l'ACTE DE MANGER. L'étape où intervient le médecin avec son lot de régimes est celle du « je veux maigrir », le fameux virus, ce qui conduit le praticien à devenir lui aussi l'un des éléments du cercle vicieux.

*

Pourtant, une question émerge : si l'obésité est un réel sujet de préoccupation parce qu'elle menace la santé des individus et réduit l'espérance de vie, la minceur est-elle vraiment indispensable ?

Regardons autour de nous. Si l'on a un chien dans la maison, combien de fois par semaine nous arrive-t-il de le peser ? À la simple allure de l'animal, à la manière dont il se déplace, il est aisé de déterminer s'il est raisonnable ou non de maîtriser son alimentation. Alors, pourquoi n'en faisons-nous pas autant pour nous plutôt que de succomber à l'obsession de la balance ? À cause de notre psychisme ? Et les critères d'appréciation du poids dans les pays africains ou dans les pays d'Extrême-Orient ou d'Amérique latine qui ne sont pas les mêmes qu'en Occident, pourquoi refuse-t-on de les prendre en compte ? Parce que notre psychisme s'y refuse ?

En vérité, tous mes patients qui ressemblent à Germaine, entrée dans la spirale des régimes à gogo, souffrent d'un problème qu'ils ont créé eux-mêmes.

La volonté de maigrir est respectable chez toute personne. On peut même accepter de vouloir transformer sa silhouette, jusqu'à obtenir des formes différentes de celles que la nature nous a données. Mais la raison oblige à prévenir ceux qui tentent ce genre d'expérience des risques qu'ils peuvent encourir en cas d'échec !

Quatrième partie

HISTOIRES, ESPOIRS ET DÉRIVES : QUELQUES CAS POUR MIEUX COMPRENDRE LA SPIRALE DES RÉGIMES

Finalement, le bureau d'un médecin nutritionniste, c'est un condensé de l'humanité. Un réceptacle de toutes les frustrations, les souffrances, les douleurs physiques et morales des patients qui viennent s'y asseoir et s'y confier. Dans mon cabinet, j'ai vu dans l'œil de personnes au bout du rouleau à la fois les ratages des régimes bidon, et les espoirs d'aboutir enfin à un résultat. Comme si l'on attendait de moi que j'assène une vérité, que j'invente une formule miracle, que j'ouvre un livre magique proposant des recettes permettant de résoudre tous les problèmes de poids imaginables. Que l'on me croit, la détresse du surpoids n'est jamais feinte ou fausse, c'est un vrai drame intime que l'on accepte, à force d'écoute et de rencontres, de me dévoiler.

Dès lors, le parcours classique de l'amateur de régime yo-

yo, je le connais ; les multiples raisons conduisant aux différentes prises de poids, je les vois ; les dégâts de l'anorexie chez les adolescents, je les affronte ; et les ravages des techniques « abracadabrantesques » inventées par des docteurs Folamour ou des charlatans dorés sur tranche, je dois les réparer.

Autant d'exemples pour mieux appréhender la spirale de l'amaigrissement et – qui sait ! – s'en prémunir à jamais.

Chapitre 11

DES HISTOIRES DE POIDS

Si on a vu le cycle infernal qui conduit à vouloir maigrir et dans lequel tombent nombre de personnes, l'expérience du médecin est aussi utile pour comprendre comment le surpoids s'installe. Dans les entretiens que je mène avec mes patients, je ne manque jamais de poser des questions pour savoir d'où naît cette fameuse surcharge qui va entraîner tant de frustration et de détresse lorsqu'elle se transformera en obsession. De quoi croquer une vraie galerie de portraits, de profils et de raisons majeures des prises de poids à partir d'exemples non pas vécus mais rencontrés.

*

Extrêmement fréquent et plutôt simple, le syndrome dit des vacances, alias « le stress éliminé », est souvent une cause majeure. Qu'on en juge.

Marie, une jeune femme d'une trentaine d'années, vient me voir en consultation à la fin du mois de septembre, se plaignant de traîner en permanence quelques kilos en trop. Jusqu'à ces dernières années elle s'est satisfaite d'avoir deux poids – plus deux kilos en hiver ; moins deux kilos en période estivale –, l'équilibre étant rétabli très vite au début de l'été à l'aide d'un régime très modeste. Cette année, elle a récidivé : elle a fondu de quatre kilos entre mai et juin. Et durant les vacances, elle a mangé ce qu'elle aime sans avoir le sentiment de se priver. Au retour, elle a été heureusement surprise d'avoir perdu un kilo de plus. Fin septembre, pourtant, elle constate que, sans avoir changé la quantité de nourriture qu'elle absorbe d'ordinaire, bien moindre qu'en août, elle a repris cinq kilos. Elle est donc convaincue de grossir tout en mangeant moins et persuadée que son corps se modifie et qu'elle est condamnée à garder ces cinq ou six kilos supplémentaires.

On s'en doute, il n'y a jamais ni miracle, ni magie dans les prises de poids et dans les amaigrissements. Si la jeune femme a pris des kilos en septembre, c'est parce qu'elle a mangé plus qu'au cours de son régime en mai-juin ou que durant les vacances. Son erreur tient à la difficulté que nous rencontrons tous à déterminer exactement ce que nous absorbons.

Une expérimentation dans ce sens s'est déroulée au Danemark, voilà quelques années. Pendant huit jours, une vingtaine de volontaires ont accepté d'être filmés à l'intérieur d'un appartement, les caméras étant dirigées sur les zones où les occupants pouvaient trouver des aliments. Durant cette semaine, les caméras ont scrupuleusement enregistré, du réveil jusqu'au coucher, ce que les cobayes portaient à leur bouche. À la fin de l'expérience, les organisateurs demandèrent aux volontaires ce qu'ils avaient consommé au cours de la semaine. À leur grande surprise, la différence entre ce qu'ils disaient avoir mangé et la réalité s'élevait à 30 %. En somme, chez des personnes qui ne pouvaient être suspectées de tricherie, la prise de conscience de ce qu'elles avaient consommé ne concordait en aucune manière avec la réalité.

Aucun d'entre nous n'est en fait capable de dire ce qu'il a précisément ingurgité dans une journée, du matin au soir, lorsqu'on le questionne une semaine plus tard. Si on nous interroge sur ce que nous avons mangé tel jour, nous nous souviendrons du plat le plus marquant : un bœuf bourguignon, un feuilleté au saumon, mais pas du reste. Or, l'alimentation regroupe ce que nous avalons au cours des repas mais également ce qui est pris en dehors. Mâcher un sandwich, prendre un bonbon sur le bureau d'un collègue, finir un déjeuner par trois carrés de chocolat, autant de gestes *a priori* anodins, et parfois inconscients, qui ont un coût calorique. Tout ce que nous consommons possède une valeur énergétique, même la salade verte. L'équilibre de notre poids dépend uniquement de notre façon de manger en plus ou en moins.

Le vrai problème de Marie est de parvenir à faire la part exacte des choses. Comment a-t-elle mangé avant ses vacances ? C'est d'après sa réponse qu'on connaîtra la vérité. Je la questionne sur son régime. Elle l'a suivi scrupuleusement, mangeant matin, midi et soir. Et quand, dans l'après-midi, une sensation de faim la tenaillait, elle croquait dans une pomme ou s'offrait un yaourt à 0 %. Pas de quoi justifier une telle reprise de poids.

En l'interrogeant plus longuement, en bavardant de choses et d'autres, j'apprends aussi qu'elle connaît des ennuis professionnels. Une de ses collègues se comporte d'une manière très agressive à son égard, essayant de la prendre en défaut vis-à-vis de sa hiérarchie. Par moments même, sans que Marie sache pourquoi, elle ne lui adresse plus la parole. En fait, sa collègue la prive du plaisir qu'elle éprouve habituellement à aller au travail. C'est ce qu'on appelle un microstress. Par ailleurs en plus de ce problème qu'elle dit pouvoir supporter en faisant un effort sur elle-même, elle aimerait déménager mais ses moyens ne lui permettent pas de dénicher l'appartement de ses rêves là où elle le désire, près de son boulot. Bref, c'est un autre microstress. Marie a également des soucis de voiture : elle va être obligée d'engager des réparations relativement importantes et s'inquiète de savoir comment régler la facture. Révélation d'un troisième microstress.

En fait, ma patiente vit l'existence de chacun d'entre nous : elle affronte des préoccupations courantes qui semblent de peu d'intérêt, alors que l'accumulation de ces désagréments représente au final une source d'angoisse importante pour elle.

Tant et si bien qu'au lieu de regarder le soleil briller et de bavarder agréablement avec une amie, Marie pense à sa voiture en se levant, à sa collègue sur le chemin du boulot et à son appartement en revenant à son domicile le soir. Sa vie devenant moins plaisante, un réflexe l'incite à compenser les « frustrations » ressenties par des plaisirs... gourmands dans lesquels elle ne voit aucun péril.

Résultat, au fur et à mesure de la conversation, Marie

me raconte ses soucis mais me parle de moins en moins de son problème de nourriture, lequel constitue pourtant la raison de sa consultation. Elle finit même par m'avouer se sentir très irritable depuis la fin des vacances et trouver son existence moins agréable qu'elle le souhaiterait.

En fait, lorsque Marie est en vacances, libre dans sa tête et dans son corps, elle obéit aux besoins de son organisme... et mange seulement quand elle a faim. Ses seules préoccupations sont alors les loisirs qu'elle a choisis et le plaisir qu'elle va en retirer. De surcroît, au lieu d'être tentée par la nourriture comme dans son appartement parisien, elle se trouve à l'extérieur du matin au soir, déjeune à la plage, élimine tous les facteurs de stress habituels et sort d'un environnement où l'alimentation se révèle trop présente.

En temps ordinaire, la tension ressentie à partager le bureau avec sa collègue transforme le repas en instant de relaxation et la pousse à dévorer. Par ailleurs, ses soucis prennent le pas sur tout le reste et l'incitent à compenser. Ce qui la conduit, en milieu d'après-midi, à grignoter du chocolat. Et lors des repas, tout en croyant manger moins qu'en vacances, elle choisit des aliments plus riches dans des quantités plus copieuses. Et si elle s'agace de grossir, en réalité, elle est énervée par ce qui arrive dans sa vie. La nourriture lui sert à freiner cette tension, qui atteint parfois l'angoisse, voire de temps en temps la minidépression.

L'histoire de Marie, en fait, apparaît extrêmement banale : c'est celle de tous ceux qui subissent des contrariétés quotidiennes, qu'elles s'appellent soucis de voiture, d'enfant, d'argent ou de boulot.

Les problèmes quotidiens conduisent à une augmentation de la quantité de nourriture, à une absence de cohérence dans la prise alimentaire, et inéluctablement à une prise de poids. Laquelle devient elle-même un facteur de stress qui s'ajoute aux autres. Nous mangeons parce que nous avons un problème, mais le fait de manger nous fait grossir et nous crée un problème !

Une situation qui ne s'applique malheureusement pas aux seuls adultes.

★

Toujours au mois de septembre, je fais la connaissance de Lucie, une petite fille de dix ans qui présente à l'évidence un surpoids. Sa maman s'inquiète : elle a en effet pris sept kilos en six mois.

Après avoir éliminé les maladies susceptibles de provoquer cette surcharge, je décide de les interroger toutes les deux sur la famille, à la recherche de désordres récents : divorce, déménagement, changement d'école, bref tous ces événements qui peuvent bouleverser la vie d'un enfant.

Puis je cherche dans l'environnement de Lucie si quelqu'un peut lui poser un problème : un frère, une sœur, son père, sa propre mère, parfois un grand-parent, un ami, un voisin. Mais son existence, hors école, est parfaitement harmonieuse, au sein d'une famille tout à fait équilibrée et d'un environnement chaleureux. D'où vient donc le malaise ?

Je m'intéresse alors à la période où Lucie a commencé à grossir, à savoir au mois de mars. Je lui demande ce qui s'est passé à l'école depuis cette date. Nous parlons des professeurs, de la cour de récréation. Lucie a-t-elle des amies ou une amie en particulier ? demandé-je. D'un coup, son visage se ferme et elle fond en larmes. Comme sa réaction prouve que le sujet mérite que l'on s'y attarde, je la questionne plus avant.

Elle m'explique qu'elle avait une copine, avec qui elle partageait tous ses jeux, qu'elle voyait le mercredi, invitait de temps en temps à dormir chez elle et réciproquement. Un jour de mars, pourtant, sans explication, sa camarade a fait alliance avec une autre fillette contre Lucie. Laquelle s'est sentie harcelée, les deux gamines ne pensant qu'à faire des blagues à ses dépens durant les récréations et à la snober à la sortie de l'école.

J'avais donc mis le doigt là où ça fait mal. Ayant décodé l'origine du malaise, nous avons pu progresser. N'étant plus dans la même classe que son ex-camarade depuis la rentrée des classes, Lucie a décidé de maigrir et demandé à sa mère de l'aider.

Qu'on me comprenne bien. Comme proportionnellement à la taille d'un petit enfant une cuisinière est haute comme un immeuble, la taille des soucis d'un enfant correspond à sa propre hauteur. Ces ennuis *a priori* bénins avaient en fait pris une proportion incroyable dans son esprit. Lucie s'est sentie agressée. Or, dans la mesure où, dans cette famille équilibrée et heureuse, les repas sont une fête et la gourmandise un plaisir, manger fut pour la fillette une compensation au sentiment de malheur éprouvé.

Pour guérir Lucie, il ne suffisait donc pas de lui prescrire un régime mais aussi de lui faire raconter ce qu'elle avait ressenti pour qu'elle en découvre la réelle dimension. En demandant à maigrir, elle avait déjà décidé de guérir. Et en retrouvant le poids qu'elle pesait avant l'incident, elle allait éliminer la séquence traumatisante. Guérissant dans sa tête, elle allait maigrir dans son corps.

⋆

Ces deux exemples illustrent un des phénomènes les plus courants de la vie contemporaine : les ministress ou l'addition des ministress créent des frustrations importantes. En l'absence d'une oreille attentive ou compréhensive, une seule réponse s'impose pour contrer ces agressions : la nourriture.

Faire un régime dans ce cadre n'a de chance de succès que s'il y a mise en évidence des problèmes. Comme je l'ai déjà montré, suivre un régime est une frustration. Si on ajoute cette frustration aux agressions que Lucie ou Marie ont ressenties, on court inéluctablement à l'échec. En revanche, si l'on évacue ces stress, on retrouve le calme, la prise alimentaire n'est plus pulsionnelle et se stabilise. Pour quelqu'un qui n'a pas l'habitude d'être gros, il y aura dès lors retour au poids normal.

⋆

Christelle est une jeune femme de trente ans, affligée d'un surpoids considérable, puisqu'elle pèse cent trente kilos pour un mètre soixante-douze.

Elle n'arrête pas de faire des régimes, mais chacun a été un échec cuisant puisqu'elle a repris chaque fois ce qu'elle avait perdu. Elle est cependant persuadée qu'à force de persévérance, elle finira par trouver une solution. Derrière son apparent détachement, je sens toutefois une tension, une fébrilité même. Ses gestes sont en effet saccadés, son débit de paroles heurté. Elle affiche un air faussement décontracté mais se passe souvent la main dans les cheveux. Tout un ensemble de signes qui trahit une violente émotion intérieure. Son problème, me dit-elle, c'est qu'elle mange correctement à chaque repas, mais qu'elle a de temps en temps des pseudo-crises de boulimie. Ou alors, explique-t-elle encore, lorsqu'elle commence à manger d'un aliment elle ne peut plus s'arrêter. Une dérive qui concerne aussi bien les biscuits à apéritif que le chocolat ou les pâtes.

Je lui prescris un régime normalement restrictif, aux alentours de 1 400 kilocalories, auquel j'ajoute du Prozac® à prendre en début d'après-midi. Et je lui explique que ce type de médicament permet de lutter contre les troubles pulsionnels, ce qui est la stricte vérité. Je sais que cette pilule est un antidépresseur, qui l'aidera à surmonter la tension que je perçois mais qu'elle n'arrive pas à avouer, même si elle se sent particulièrement détendue avec moi. Comme c'est une femme très intelligente, qui réussit bien dans sa carrière de directrice des ventes dans un grand laboratoire pharmaceutique, elle accepte.

Les consultations s'égrènent au fil des semaines et Christelle perd très rapidement du poids. Elle passe en l'espace de quatre mois de cent trente à quatre-vingt-dix-huit kilos. Un résultat magnifique. Je pourrais m'en satisfaire et attendre la suite quand un phénomène très curieux se produit. Elle perd cinq à six kilos en quinze jours, mais, la troisième semaine, elle en reprend trois. Elle me dit que le Prozac® a beaucoup changé sa vie, mais j'observe de mon côté que, ces semaines-là, elle apparaît particulièrement triste, un peu perdue, avec les idées ailleurs.

Un jour, comme elle arrive dans mon cabinet extrêmement irritable et tendue, je lui demande ce qui se passe. Et elle de me répondre, d'un ton sec qui m'intrigue plus encore : « Rien. » Je la pèse : elle a repris plus de deux kilos. Au moment où je lui explique qu'elle ne peut continuer en permanence à connaître de tels effets de yo-yo, elle éclate en sanglots et me raconte qu'elle a passé un week-end abominable dans sa famille. Et là, je découvre la clé du mystère : elle a une sœur, mariée avec deux enfants, alors qu'elle-même est célibataire, et toutes les deux ou trois semaines, l'ensemble de la famille se réunit au grand complet en Bretagne chez ses parents. Ses neveux ayant été particulièrement désagréables, Christelle a reproché à sa sœur de mal les élever et a regretté qu'ils se comportent d'une façon fort désinvolte envers leurs grands-parents. Une sortie qui a fait un scandale. Ses parents ont répliqué que cela ne les dérangeait pas et ont critiqué son intervention ; sa sœur lui a dit de s'occuper de ses affaires et de se regarder avant de juger les autres. Bref, elle s'est sentie doublement culpabilisée.

Autre paramètre majeur, depuis que Christelle maigrit, elle se fait plus souvent agresser par les siens qu'auparavant. Alors que sa famille lui conseillait de perdre du poids, elle éprouve désormais le sentiment que ses proches ne supportent pas de la voir changer. Je lui demande de me raconter l'histoire de sa famille et de m'expliquer les rapports entre les uns et les autres. Une nouvelle porte va s'ouvrir.

Christelle ayant longtemps été la préférée de ses

parents malgré son célibat, sa sœur se montre extrêmement jalouse de sa réussite professionnelle nettement supérieure à la sienne, situation qu'elle a rééquilibrée en ayant un mari et deux enfants. L'amaigrissement, en somme, remet en question tout le schéma familial. Pendant des années, comme Christelle se sentait plus aimée par ses parents, elle supportait sans broncher la jalousie de sa sœur et se retenait de lui asséner ses quatre vérités. Mais elle avalait sa rancœur en même temps que de la nourriture, se constituant une masse capable de la protéger des agressions familiales. Aussi, en revenant dans sa famille, durant son régime, elle reprend ses mauvaises habitudes alimentaires et, en mangeant, fait entrer dans son corps, de façon symbolique, toutes les réflexions qu'elle enregistre.

Pour s'en sortir, Christelle décide donc de stopper momentanément tout contact avec les siens. Une rupture qui la rend triste, mais qui lui paraît indispensable : il lui faut couper ce double cordon ombilical.

Dans cette histoire, il faudrait en vérité soigner tout à la fois les parents, pour leur faire comprendre que la préférence qu'ils ont pour Christelle n'est pas malsaine, et également sa sœur afin de lui montrer qu'il n'y a pas de raisons d'éprouver de la jalousie.

Aujourd'hui, Christelle a énormément maigri et vit avec un jeune homme. Elle maintient le contact avec sa mère, mais n'a plus aucune relation avec sa sœur.

*

Vingt-cinq ans, quatre-vingts kilos, un mètre soixante-cinq. Devant moi, Sandrine me raconte l'histoire habituelle : elle ne mange pas et grossit. À chaque consultation, je constate qu'elle n'a pas perdu un gramme alors qu'elle m'assure suivre son régime à la lettre. Lorsque je la revois, je lui propose donc de tenir un carnet alimentaire, sorte de journal de bord où elle inscrira tout ce qu'elle mange. Elle revient la semaine suivante, avec un cahier parfaitement rempli, mais sans aucune modification de poids. Seul changement, cette fois, sa mère patiente dans la salle d'attente.

Laquelle mère tient absolument à me parler. Avec l'assentiment de Sandrine, je fais entrer Martine dans le bureau pour l'entendre m'expliquer que sa fille est immature, n'arrête pas de manger en dehors des repas, se gave de chocolat et autres friandises. Durant la diatribe, Sandrine n'ouvre pas la bouche. Je perçois son exaspération, mais elle se tait. Les consultations reprennent, avec une mère présente à chaque rendez-vous : j'éprouve rapidement une irritation grandissante à son encontre. En fait j'ai pris le parti de la jeune femme : Martine est tellement invasive, intrusive, qu'à travers son corps Sandrine manifeste son rejet tout en absorbant, symboliquement, sa mère. Le problème, c'est qu'elle se sent coupable d'avoir été un fardeau pour sa mère abandonnée par son mari et s'interdit du coup de la contrarier. D'autant qu'elle est l'objet principal de la vie de Martine, bien que la femme abusive se soit remariée avec un homme plus âgé. Sandrine est donc au cœur des préoccupations de Martine qui ne sait s'occuper que d'elle et l'envahit totalement. Lorsque je reçois le fiancé de Sandrine, il m'explique que la mère est toujours chez eux, téléphone plusieurs fois par jour, arrive sans prévenir et entre sans sonner parce qu'elle a gardé les clefs de l'appartement qu'elle leur prête. En fait, Martine tente de vivre la vie de sa fille par procuration, intrusion contre laquelle Sandrine se protège en augmentant de volume. Et elle n'a plus envie de maigrir depuis que Martine s'occupe de son amaigrissement. Un drame extrêmement fréquent.

★

Autant d'exemples de « vampirisation » à rapprocher d'un cas rapporté par Freud : celui d'une femme qui s'évanouissait chaque fois qu'elle sentait l'odeur du cigare associée dans son esprit à une scène traumatisante. Ce mécanisme de transfert psychologique s'observe chez les sujets qui n'arrivent pas à manifester leur agressivité à l'égard de l'intrus. Les repousser consiste à augmenter le volume de leur corps en mangeant pour signifier qu'ils se « gavent » de la personne présente.

★

Mariée depuis trois ans, Sophie bénéficie d'une situation professionnelle convenable et vient me voir pour perdre quatre kilos. Elle m'explique avoir commencé à grossir au début d'un traitement contre la stérilité, la prise de poids étant une conséquence fréquente de l'administration de certains médicaments. Pourtant, après quelques consultations, son poids n'évolue pas comme il le devrait. Lorsque je lui reproche de ne pas suivre mes prescriptions, elle s'énerve. Et concède, d'un ton plutôt agressif, que s'il lui arrive de faire quelques petits écarts, dans l'ensemble elle fait attention. Lors d'une autre visite, alors que nous répétons quasiment les mêmes propos, Sophie baisse la tête, se mure dans le silence et fait de gros efforts pour ne pas pleurer. Quand je lui demande si elle est malheureuse de ne pas avoir d'enfant, elle me rétorque que ça ne me regarde pas, qu'elle est là pour maigrir et non pour répondre à des questions déplacées. Au stade où nous en sommes, autant insister. Aussi je lui explique que je connais d'autres femmes dans la même détresse et que certaines culpabilisent, considérant que leur mari est en droit de leur reprocher l'absence d'héritier. Elle me réplique que ce n'est pas son cas : en l'occurrence, c'est son mari qui est stérile et elle qui se voit contrainte de suivre un traitement pour accroître sa fécondité. J'ajoute que d'autres femmes culpabilisent parce qu'elles s'étaient persuadées que leur vie devait se dérouler selon le schéma immuable mariage-enfants, mais à nouveau elle me renvoie dans les cordes, tout en perdant un peu de son agressivité.

En fait, elle s'est mise en tête que si elle voulait un enfant, il lui faudrait divorcer d'un mari qu'elle aime profondément, parce que dans son esprit un couple réussi ne peut rester sans descendance !

Son désir étant de rester avec son mari, le fait de grossir permet quasiment à Sophie de croire qu'elle est enceinte. Quand je lui explique ma théorie entre la grosseur et la grossesse, elle se détend et se montre extrêmement séduite. Pour stabiliser son humeur, je lui prescris un médicament. La semaine suivante, après avoir longuement discuté avec son mari et fait état de ses craintes, elle a perdu deux kilos. Elle réalise que son amour pour son conjoint est plus important que son désir de maternité, même si la société impose l'idée d'avoir des enfants.

Du coup, Sophie va beaucoup mieux. Convaincue

d'aimer son mari, elle sait qu'elle restera avec lui et a dédramatisé la situation. Quelques mois plus tard, elle m'a appelé pour m'annoncer qu'elle était enceinte. Une fois le stress évacué, son corps a repris ses fonctions normales : Sophie n'avait plus dans son esprit d'obstacle à devenir mère.

⋆

Chantal, cadre dans une banque, vient me voir pour perdre vingt kilos. Cette femme peu coquette arbore une coupe de cheveux passée de mode depuis trente ans. Ses lunettes sont épaisses, son maquillage aux abonnés absents, son style vestimentaire comme ses propos d'une monotonie rare. On lui donnerait une cinquantaine d'années alors qu'elle en a trente-huit. Quand je l'interroge pour savoir pourquoi elle souhaite maigrir, elle argue de sa santé.

Chantal maigrit très rapidement et, au fur et à mesure, son apparence change. Et des confidences affleurent. Sur ses deux enfants, elle ne s'étend pas : ils travaillent bien à l'école, ont des rapports excellents avec elle. Le hic, je le devine, concerne son mari... elle l'adore, mais ils n'ont plus de relations sexuelles depuis deux ou trois ans sans qu'elle sache pourquoi. Son époux explique juste ne plus éprouver de plaisir. Il lui a même conseillé de prendre un amant. Or, ne concevant pas l'amour sans rapports sexuels, Chantal lui a suggéré d'aller voir un médecin, conseil très mal reçu.

Parce qu'elle n'arrive pas à admettre que son conjoint soit responsable de la situation et refuse de se traiter, elle a pris la culpabilité à son compte et s'est rendue non désirable. Plutôt que d'exprimer son insatisfaction sexuelle et amoureuse, elle a préféré, inconsciemment, modifier son corps. Mais, comme elle a du mal à se résigner, elle vient me voir pour retrouver sa séduction perdue.

Chantal embellit de semaine en semaine. En retrouvant sa silhouette, elle a de nouveau plaisir à s'occuper d'elle. Son mari, lui, est jaloux, ne comprenant pas cet amincissement brutal. Et puis, un jour, elle arrive totalement épanouie. Et quand je lui demande la raison de sa joie et sa gaieté, elle m'explique qu'elle vient de renouer avec les sensations physiques.

Dans certaines dépressions, l'intérêt que l'on se porte disparaît très souvent, et la prise de poids est une des premières manifestations du désintérêt que l'on éprouve vis-à-vis de soi-même. En cas de mélancolie profonde, quand rien ne nous intéresse, nous rejetons l'idée que notre physique puisse être un objet de désir.

★

Marie-Jeanne, une religieuse, a beaucoup grossi depuis un récent retour d'Afrique où elle était missionnaire. Femme d'une grande sensibilité et d'une grande générosité de cœur, son espoir le plus cher est de retourner très vite sur le continent noir, mais ses supérieurs le lui interdisent.

Malgré tous mes conseils, elle ne perd pas un gramme. Je l'interroge et m'enquiers notamment du motif pour lequel on l'empêche de repartir. Il y a bien une explication, mais c'est un secret. À force de patience, je finis par connaître toute son histoire.

Installée dans une région isolée du Gabon, elle était très aimée et entretenait des relations chaleureuses avec les habitants. Servant tout à la fois d'institutrice, de directeur de conscience, de personne à tout faire, Marie-Jeanne rédigeait des lettres, donnait des conseils sur l'organisation des maisonnées, prodiguait des soins médicaux. Elle s'était particulièrement attachée à un jeune homme qui vivait seul depuis le départ de ses parents, l'avait pris sous son aile et le considérait comme un filleul. Ce jeune homme étant d'une beauté extraordinaire, Marie-Jeanne, malgré ses vœux, avait éprouvé envers lui des émotions. Pourtant, après une soirée particulièrement chaleureuse et agréable, il l'avait violée, terrible agression qu'elle avait perçue à la fois sur le plan physique et intellectuel. De surcroît, elle s'était persuadée que par son attitude, qu'elle jugeait provocante, elle l'avait conduit à cet acte. En fait, elle se reprochait d'avoir eu des pensées interdites et avait commencé à grossir pour créer une distance avec les autres.

Au fil de nos conversations, Marie-Jeanne a compris qu'elle n'était en rien responsable du viol. Elle ne pouvait gérer ses pulsions en dépit de son vœu de chasteté, mais n'avait jamais souhaité un passage à l'acte. À la suite de cette « thérapie nutritionnelle », Marie-Jeanne a maigri et est retournée en Afrique.

★

On le voit à travers ces exemples réels : certaines formes d'agressions conduisent à grossir. Et le corps se transforme en protection à l'égard de l'extérieur. Il peut contribuer également à faire disparaître tout signe de féminité. Ou du moins c'est ce que croient celles qui grossissent. Il n'est pas rare, dans les prises de poids irréductibles de certaines personnes, de retrouver dans leur passé des événements d'ordre sexuel extrêmement traumatisants même s'il n'y a pas eu agression à proprement parler. Lorsqu'une femme se rend compte qu'un homme de sa famille, par exemple, la regarde avec désir, même si aucun geste n'est tenté, elle aura tendance à se protéger de l'extérieur en rendant son corps moins désirable par la couche de graisse qu'elle mettra entre elle-même et l'autre. Une réaction d'autant plus importante qu'elle-même aura ressenti des désirs « interdits ». Autant d'histoires qui montrent que le corps est un vecteur d'expression. Lorsque les problèmes qui nous accablent ne sont pas résolus, nous grossissons. Dès que ces ennuis trouvent une solution, on maigrit.

*

Édouard, âgé de soixante ans, respire péniblement et entre dans mon bureau en soufflant. Il me raconte sa prise de poids dans laquelle l'alcool tient une place considérable. Il est vrai que sa vie est ponctuée de déjeuners d'affaires et d'émotions alimentaires lors des repas du soir pris à domicile. Cet homme politique, dont la carrière s'achève, a d'abord été entrepreneur puis a vendu sa société avant d'être maire de sa commune et conseiller régional. À l'âge de la retraite, il vient de perdre ses différents mandats et se retrouve aussi désœuvré que meurtri par son échec électoral.

Non seulement Édouard s'ennuie, mais il a perdu toute estime envers lui-même. Il éprouve un vide intérieur qu'il comble de deux façons : la première qui consiste à se donner du plaisir par l'alimentation, la seconde à se suicider par l'excès d'alimentation. Cet homme dont la vie avait été si pleine va désormais gaver son corps.

Cette forme de prise de poids est extrêmement fréquente. Au moment du départ en retraite, beaucoup de gens utilisent la nourriture pour combler le vide de leur existence. À cause du désœuvrement, mais aussi d'une dénarcissisation parce qu'ils perdent leur repères, persuadés que la cessation d'activité signe une forme de mort sociale. Le rôle des médecins, dans cette situation, est de démontrer qu'on peut être retraité et avoir un rôle à jouer dans la société, même s'il s'agit d'activités bénévoles et non rémunérées. On a observé que dès que les retraités s'intéressent aux autres, qu'ils entreprennent de nouvelles études ou militent dans des organismes, ils cessent d'être déprimés.

*

Enfin, dernière histoire particulièrement instructive. J'ai soigné pendant de longues années une femme tout à fait atypique. Maria, veuve de soixante-cinq ans, vivait avec sa mère grabataire, ne cessait de pester contre elle, se plaignant de ses exigences et du coût qu'elle représentait. Sa vie était entièrement « bouffée » par la présence de cette femme qu'elle aimait mais dont elle n'aurait pas imaginé qu'elle la contraindrait à de tels sacrifices. Le jour où sa mère est décédée, je me suis donc dit que Maria allait enfin pouvoir vivre comme elle le désirait. Au lieu de cela, elle s'est mise à grossir de façon impressionnante. Désormais, ses journées n'avaient plus de sens : elle matérialisait le vide ressenti en le comblant par la nourriture.

L'expérience m'a montré, heureusement, qu'avec du temps et quelques questions, on parvient à déterminer l'origine des troubles. Et qu'on arrive à casser la relation entre trouble psychique et prise alimentaire. Encore faut-il que les patients fassent la démarche d'aller voir un médecin et surtout acceptent, au fil des séances, de se dévoiler, de se livrer, de se révéler. Car la vérité des surcharges pondérales n'est pas sur soi, mais au fond de soi... même quand il existe d'autres facteurs propices à la prise de poids !

Chapitre 12

QUELQUES AUTRES FACTEURS QUI FONT GROSSIR

Maryse essaie de maigrir depuis des années, hélas ! sans résultat. Le drame pour elle, c'est d'avoir le sentiment de manger très peu, mais de « profiter » comme elle dit. Voilà pourquoi, à l'en croire, il est évident que se cache là-dessous une maladie. Elle consulte donc pour savoir de quels maux elle souffre, tant elle est persuadée qu'il existe forcément des causes médicales à sa prise de poids incompréhensible. Le médecin l'examine, lui pose quelques questions et, à la fin de l'interrogatoire, lui remet une ordonnance pour quelques examens biologiques mais lui annonce qu'à son avis, sa santé n'est pas en cause, et qu'il lui faut plutôt chercher du côté de son alimentation. Résultat, Maryse est déçue. Ce serait tellement rassurant, en effet, de se dire qu'on prend du poids parce qu'on souffre de quelque chose.

Effectivement cette patiente ne présente pas le

moindre signe clinique d'une quelconque pathologie. Les examens complémentaires confirmeront le diagnostic et permettront d'éliminer les deux ou trois maladies, peu nombreuses, susceptibles d'être responsables de cette prise de poids. À savoir l'hypothyroïdie, une augmentation du fonctionnement des surrénales, voire une tumeur de l'hypophyse. Entre parenthèses, c'est de ces maladies que sont nés certains traitements grâce aux médecins qui, dans le passé, en prescrivant des hormones thyroïdiennes, créaient un état d'hyperthyroïdie, ce qui entraînait un amaigrissement. Reste que Maryse n'avait vraiment rien. En revanche, à force de dire à tous les praticiens qu'elle voyait qu'elle était malade, ceux-ci lui délivraient des ordonnances. Dans lesquelles se trouvaient des médicaments créateurs de poids !

*

Car il est vrai que certains médicaments font grossir.

Le plus connu est la cortisone. Les traitements prolongés qui en imposent de fortes doses sont responsables d'une prise de poids, conséquence d'une rétention d'eau et de sel et d'un effet anabolisant, capacité de l'organisme à utiliser à plein tous les aliments absorbés. En revanche, il est faux de croire qu'un traitement à la cortisone court et bien dosé puisse être responsable d'une prise de poids. De même que le fait d'avoir avalé des doses importantes de médicaments dans son jeune âge ne conduit pas nécessairement à devenir gros à l'âge adulte.

*

Les antidépresseurs sont la deuxième catégorie des prescriptions accusées de faire grossir. Ils augmentent l'appétit, et lèvent l'inhibition du malade à l'égard des aliments. En fait la prise de poids n'en est qu'une conséquence. Et on n'observe pas le même phénomène en présence des calmants comme le Valium® et ses dérivés.

Un autre médicament moins connu, le lithium, entraîne, lui, de très importantes prises de poids pouvant même dépasser les dix kilos. Certains grands dépressifs, à la suite d'un traitement prolongé au lithium, ont pris jusqu'à quinze kilos.

*

Les hormones utilisées pour traiter la stérilité ont elles aussi une part de responsabilité. Le mécanisme cette fois est double. Les femmes qui suivent ces traitements étant extrêmement anxieuses de le voir réussir, le stress qu'entraîne la situation augmente l'appétit. Et les molécules font grossir.

Or les hormones sont de plus en plus prescrites, tels la pilule, les traitements de substitution au moment de la ménopause, le traitement de certains problèmes gynécologiques au cours de la vie génitale féminine. La prise de poids se voit alors liée à une augmentation du stock d'eau sous l'effet de la rétention de sel.

Un exemple pour s'en convaincre.

Patricia consulte son gynécologue. Elle lui explique qu'elle veut changer de pilule contraceptive parce que depuis qu'elle utilise celle-ci, elle a pris quatre kilos. Le médecin conteste vivement : pour lui, la pilule n'a jamais fait prendre de poids. Les pilules contiennent des œstrogènes ou de la progestérone, et il n'y a pas de différence de l'une à l'autre.

En fait, la bonne attitude est : « Prenez ce médicament, s'il contribue à vous faire prendre du poids, il nous suffira de contrôler l'évolution du poids. » Dans cette situation, il convient d'adapter la nourriture... dès le début du traitement. Pour Patricia, il est trop tard puisqu'elle a déjà grossi. Il lui faudra faire un vrai régime.

★

D'autres médicaments font grossir. Comme le Parlodel®, de plus en plus utilisé pour soigner une tumeur bénigne de l'hypophyse, glande située à l'intérieur du cerveau dans laquelle se trouve le centre de la satiété, dont les symptômes sont un trouble des règles et un écoulement de lait par les seins. Si le Parlodel® a révolutionné le traitement de cette maladie, il entraîne aussi fréquemment une augmentation du poids, réaction qui reste inexpliquée à ce jour. Évidemment, les femmes qui le prennent doivent continuer à le faire mais il faut les prévenir en début de traitement qu'elles auront à contrôler leur poids.

★

Autre classe, plus originale, susceptible de faire grossir, certains médicaments antiallergiques. Les laboratoires qui les fabriquent contestent ce fait, pourtant, dans le passé, le Périactine®, l'un des premiers antiallergiques, était utilisé pour augmenter l'appétit des enfants. D'autres produits de la même catégorie, agissant sur le même mode, ont des effets variables mais qui vont tous dans le sens d'une augmentation de l'appétit. Encore une fois, ce n'est pas parce qu'un produit est susceptible de faire prendre du poids qu'il faut conseiller au patient de cesser de le prendre, il suffit de prévenir les utilisateurs de surveiller leur alimentation.

★

À côté des médicaments, il existe aussi des situations qui font prendre du poids. Notamment des périodes de l'existence bien spécifiques comme la ménopause, l'arrêt du tabac ou du sport, les changements de mode de vie.

Les prises de poids sont toujours la conjonction de deux facteurs : une diminution de la dépense et une augmentation de l'apport énergétique. Dans le cas de la ménopause, par exemple, on voit un accroissement de la capacité à stocker les aliments et une diminution de la dépense d'énergie. À ce moment de sa vie, la femme est confrontée à plusieurs éléments déstabilisants : elle se sent vieillir, ses enfants ont souvent quitté la maison, et sa vie s'en trouve largement modifiée. Dès lors, la nourriture lui permet de retrouver une sensation de bien-être. L'effet anabolisant des traitements de substitution est également important. Enfin, la diminution du taux de certaines hormones, sexuelles en particulier, entraîne une baisse de l'activité des cellules donc une chute des dépenses énergétiques. Il est ainsi très fréquent d'observer une prise de poids de quatre à sept kilos au moment de la ménopause.

Lorsqu'on arrête de faire du sport – ce phénomène est plus fréquemment évoqué par les hommes que par les femmes –, la diminution de la dépense d'énergie induit elle aussi fréquemment une prise de poids. Sauf, bien entendu, si l'apport alimentaire est contrôlé.

Pour le tabac, le problème est double. On sait, en effet, que la nicotine provoque une dépense d'énergie et que fumer augmente la dépense calorique du corps. Stopper cette dépendance peut faire grossir d'environ quatre kilos puisque le corps brûle moins de calories. Lorsque la prise de poids, fréquente au moment de l'arrêt du tabac, dépasse ce chiffre, c'est que le geste de manger compense celui de fumer. Pour faire maigrir ces patients ou simplement maintenir à sa place l'aiguille de leur balance, il convient à la fois de traiter le phénomène d'anxiété et de prescrire des régimes adaptés. L'utilisation des patchs de nicotine peut aussi apporter une aide précieuse.

*

Yvonne, soixante ans, vient me consulter parce qu'elle souhaite perdre dix kilos, rebelles depuis un an. Elle a eu un cancer du sein, voilà un an et demi, mais celui-ci est définitivement guéri. Sans le savoir, elle a diagnostiqué son problème. Pendant la durée du traitement du cancer, les malades maigrissent. De façon quasi systématique, à la suite du traitement et pendant une période d'environ un an, ils regrossissent. Ensuite, ils disent vouloir maigrir, mais n'y réussissent pas. Parce que, dans l'inconscient collectif, le cancer est associé à la maigreur, dans leur esprit être gros signifie être en bonne santé. Aux femmes partagées entre la peur d'être maigres et l'envie de paraître « comme les autres », il faut environ un an pour être convaincues de leur guérison. La minceur change alors de statut et représente une reconnaissance de leur corps, le signe de la confiance en leur guérison et en l'avenir.

★

D'autres changements peuvent provoquer une prise de poids. Et des plus surprenants. Ainsi, il n'est pas rare de voir certains patients grossir après un déménagement. Les répercussions sont à la fois d'ordre psychologique – il faut trouver de nouveaux repères –, et matériel – la façon de vivre est différente. Le malaise que suscite un changement de vie suffit à augmenter l'appétit par un effet de compensation. Les habitudes alimentaires peuvent également se modifier selon l'endroit où nous vivons. Une personne qui demeure dans le sud de la France et consomme régulièrement des tomates en salade et des poissons grillés se trouve désemparée lorsqu'elle s'installe dans l'Est ou le Nord où la nourriture est plus riche !

★

Hélène, depuis des années, cherche à maigrir sans jamais y réussir. À quarante-cinq ans, elle a consulté pléthore de médecins, suivi tous les régimes et rien n'y a fait. Elle est intimement convaincue de souffrir d'une pathologie particulière : la rétention d'eau. À certaines périodes de son cycle, ou parfois en vacances, ses mains gonflent et elle ne peut plus enfiler ses bagues. Le pire, ce sont ses jambes, gonflées, volumineuses, tendues, preuves visibles de sa maladie. D'ailleurs, me dit Hélène, quand elle prend des diurétiques, elle va mieux, maigrit et voit le volume de ses doigts et de ses jambes diminuer.

Plusieurs médecins ont authentifié sa maladie. Certains lui ont donné des eaux « magiques », d'autres divers diurétiques. Hélène perd chaque fois trois kilos, et pas un de plus. Elle ne prête cependant pas attention au fait qu'elle urine sans arrêt dès qu'elle avale ces médicaments. En fait, il s'agit là d'un problème d'hydratation et de déshydratation dans la mesure où le corps possède un équilibre et un capital hydrique qui ne varie jamais. Si les symptômes que ressent Hélène sont réels, lorsque ses jambes ou ses doigts gonflent, c'est dû à une exfiltration de l'eau des vaisseaux. Le passage d'eau depuis les vaisseaux jusqu'à la zone de chair provoque une tension douloureuse des tissus qui la gêne.

En fait, la quantité d'eau du corps est fonction de la dose de sel contenue dans l'organisme. Plus on consomme de sel, plus celui-ci a besoin d'eau pour le dissoudre. De la même manière, plus on consomme des médicaments qui induisent la rétention de sel, plus on provoque une rétention d'eau. Dès lors, les diurétiques entraînent une diminution de la quantité d'eau et une perte de poids apparente. Quand quelqu'un se pèse sur une balance et qu'on lui tend une bouteille d'eau d'un litre et demi, elle pèsera immédiatement un kilo et demi de plus. Que l'eau soit dans une bouteille en plastique ou à l'intérieur de son estomac ne change rien au verdict !

La fameuse rétention d'eau relève donc de la maladie mythique. L'ennui est que l'usage prolongé des diurétiques constitue un réel danger pour l'organisme. Associés aux hormones thyroïdiennes et à des amphétamines réductrices d'appétit, ils ont été utilisés par certains dans le cadre des amaigrissements... avec des victimes à la clé. Si l'association des trois symptômes – manque d'appétit, déshydratation, augmentation de la dépense d'énergie –, entraînait une perte de poids, c'était aussi au grand détriment de la santé. Et à quoi sert d'être mince... dans un lit d'hôpital ou un cercueil ?

Chapitre 13

RÉGIMES ET ANOREXIES : L'ADOLESCENCE ET LA JEUNESSE EN PÉRIL

« Je suis venue vous voir, docteur, me murmure Vanessa, parce que ma famille fait peser sur moi une énorme pression. Une de mes tantes vient de mourir des suites d'une anorexie mentale et mes parents ont très peur qu'il ne m'arrive la même chose parce qu'ils me trouvent trop maigre. Moi, je me trouve très bien même si je ne suis pas très grosse, et j'aime mon corps tel qu'il est, mais leur harcèlement, je n'en peux plus. »

Comme il existe une obsession médiatique, professionnelle, scolaire, familiale de l'amaigrissement, le contraire apparaît aussi, avec comme premières victimes des adolescentes cobayes du regard des autres et notamment de leurs parents. Or, les nombreux exemples que j'ai précédemment décrits l'illustrent hélas ! fortement, la pression parentale peut avoir des répercussions graves et pernicieuses sur le comportement des enfants comme des adolescents. Certes, le devoir de précaution élémentaire impose aux adultes de rester prudents et de surveiller les évolutions de poids, dans un sens comme dans un autre, de leur progéniture, mais il convient toujours de le faire avec mesure, sobriété, précaution même, sous peine d'instaurer une panique qui peut se transformer en révolte chez l'enfant ou l'adolescent. Dans l'anorexie comme dans la boulimie, un maître mot s'impose à tous : la prudence.

La prudence car si Vanessa se sent en adéquation avec son physique, avec ses trente-neuf kilos pour un mètre soixante-huit, de toute évidence, elle est vraiment atteinte d'anorexie. Je la questionne donc doucement sur son alimentation. Elle m'explique prendre le matin un laitage et des céréales avec son café. Le midi, comme elle est en faculté, elle n'a pas beaucoup de temps pour manger et doit se contenter d'une salade, « tout à fait consistante », précise-t-elle toutefois. Et le soir, elle dîne avec ses parents. En poursuivant la discussion, j'apprends qu'elle déteste la viande et le poisson, n'aime pas plus le fromage que les œufs. Si on la laissait faire, elle se contenterait de céréales avec du lait. Elle considère d'ailleurs que la valeur calorique de ces aliments est largement suffisante pour, à la fois, son appétit et le maintien de son poids. N'a-t-elle pas lu sur la boîte que ces pétales de maïs contiennent des sucres lents, du magnésium et du fer ?

Elle accepte cependant de faire un effort afin de faire un peu plaisir à ses parents. Histoire surtout qu'on lui fiche la paix. Elle parle d'ailleurs désormais d'un ton péremptoire et presque agressif qui contraste avec ses yeux qui expriment une sorte d'inquiétude.

Je la questionne sur son entourage. Elle a un petit ami, ce qui est positif puisqu'une anorexique profonde n'entretient en général aucune relation affective avec un partenaire de l'autre sexe. C'est aussi une brillante étudiante, point commun à la plupart des personnes victimes de ce fléau. D'où vient alors son anorexie ? De sa famille, comme souvent dans ce syndrome ? Les parents de Vanessa exercent tous les deux des professions médicales. Une mère infirmière et un père dentiste. La jeune fille m'explique qu'elle a choisi de devenir juriste, par rejet des activités de ses parents. Quand je l'interroge, je comprends vite qu'elle déteste tout ce qui a trait à ses parents ou leurs habitudes de vie. Car, si elle les aime beaucoup, elle les trouve infiniment pesants.

Tous les deux, dans l'intimité de mon cabinet, nous décidons d'établir un contrat. J'accepte qu'elle pèse seulement quarante-cinq kilos et elle consent à s'alimenter différemment pour atteindre ce poids. Pourtant, si elle reconnaît que sa façon de manger est insuffisante, elle estime manger tout à fait à sa faim. Manger plus lui donne des nausées. « Je ne peux tout de même pas me forcer », argue-t-elle.

L'anorexie dont Vanessa souffre débute souvent par une volonté de perdre du poids. Dans un deuxième temps, ne plus manger provoque une jouissance quasi érotique, cette sensation étant tellement agréable qu'elle entretient le plaisir de ne plus manger. Malheureusement elle se révèle de courte durée et les signes de la dénutrition vont rapidement apparaître : une fatigue générale et un syndrome dépressif, qui ôtera l'envie se nourrir par le désintérêt envers l'existence qu'il induit.

Conséquence, le régime que je lui prescris inclut une grande variété alimentaire. Mais, quinze jours plus tard, son poids n'a pas augmenté d'un gramme. Comme je lui en demande la raison, elle m'explique avoir suivi mes instructions à la lettre. Sur le carnet alimentaire que je fais classiquement remplir, elle a scrupuleusement inscrit ce qu'elle a consommé entre nos deux rendez-vous, mais j'ai suffisamment l'expérience de ce sujet et continue à l'interroger : Vanessa triche, autant avec moi qu'avec elle-même.

Car, quand elle consomme des fromages blancs, ils sont strictement à 0 %. Quand elle mange du poisson, elle se contente de 50 grammes. Si elle avale un fruit, elle en garde la moitié pour un autre repas. Quant aux féculents, ils sont censés lui donner des étourdissements. Vanessa est en résistance.

Je lui prescris, avec son accord, un antidépresseur à doses très légères, pour l'empêcher d'être angoissée lorsqu'elle va recommencer à s'alimenter normalement. Puis je tente, par la discussion et la conviction, de l'amener à corriger son poids. Je suis en effet convaincu que la perte de kilos est responsable de son état psychique. Je sais également que si j'agis de façon autoritaire, je vais créer les conditions d'un conflit qu'elle se sentira obligée d'emporter. Mais pour y parvenir, il faudra qu'elle maigrisse de nouveau ou cesse de grossir. Depuis quelques années, pour réalimenter les anorexiques, j'ai pris l'habitude de jouer un peu avec les aliments. Ne tentant surtout pas de mettre en place immédiatement une alimentation de type solide, je préconise dans un premier temps des produits blancs : des purées, du lait, du fromage blanc, du poisson blanc. L'expérience m'a appris qu'en utilisant ces aliments, j'obtenais de meilleurs résultats.

Parallèlement à ce travail, nous évoquons beaucoup sa famille. Progressivement Vanessa me raconte qu'elle est en conflit avec tous les siens. En particulier, elle ne tarit pas de récriminations envers sa mère, rejette sa façon de s'habiller, déplore son comportement en public, dénonce sa manière d'exercer son métier. Elle lui reproche, en gros, d'être tout ce qu'elle a peur de devenir. À son père, victime de son épouse très autoritaire, elle reproche sa faiblesse et le regarde avec un désintérêt assez méprisant. Quant à son frère, plus âgé qu'elle, à l'en croire, il agit en petit garçon obéissant qui fait scrupuleusement ce qu'on lui dit de faire. N'a-t-il pas choisi la même profession que son père ? Heureusement, par moments, elle glisse dans la conversation qu'elle les aime tous.

Vanessa se trouve en situation d'ambivalence. Elle aime sa famille, réalité de ses sentiments, mais déteste ce qu'elle représente. Comme son frère incarne à ses yeux l'enfant parfait, en fait elle se sent coupable de vouloir vivre autre chose, se croit anormale de ne pas lui ressembler et de ne pas satisfaire les siens. Son anorexie est l'expression physique d'un symptôme psychique.

Face à une mère à la forte personnalité, l'anorexie est un moyen d'opposition. La maladie lui sert à dire : « Je ne veux pas recevoir la vie que vous me préparez et les propositions que vous me faites. Comme je ne sais pas l'exprimer avec des mots, je le manifeste autrement. » Tant que cette situation ne sera pas éclaircie, l'anorexie de Vanessa ne pourra guérir.

Mais alors pourquoi n'accepter d'avaler que du lait ? Parce qu'il symbolise la mère, les sentiments qu'on a pour elle, le « goût sucré de la relation affective ». En utilisant des aliments blancs, je combats donc la culpabilité de Vanessa. En augmentant son poids régulièrement, elle réussira à considérer l'ensemble des aliments. Et en la réadaptant progressivement à sa famille, je la réadapte également aux aliments. Toutefois, ce traitement ne réussira que si l'opposition qu'elle manifeste à l'égard de ses parents est récente.

★

Cette histoire peut paraître incroyable, mais ce type d'anorexie se développe de plus en plus. Comme une modification du dialogue entre parents et enfants qui commence désormais dès le collège. La crise d'adolescence ou de personnalité d'autrefois a en effet tendance aujourd'hui à évoluer en anorexie. Pas une anorexie très violente, irréductible, avec des schémas psychologiques très compliqués, mais néanmoins un syndrome pesant et douloureux. Les parents reproduisent avec leurs enfants ce qu'ils ont vécu avec les leurs auparavant : quand les parents étaient de droite, il suffisait à l'enfant de devenir gauchiste pour montrer qu'il faisait sa révolution. Dans notre société de consommation, il suffit à l'enfant, et notamment à la jeune fille, de s'abstenir de manger pour signifier son opposition.

Le traitement réussit d'autant mieux qu'il est pris précocement. Ces adolescentes sont en effet très réceptives au discours des médecins. La presse et les médias nous ont beaucoup aidés en mettant les enfants en garde contre les risques qu'ils encourent. Les émissions ou articles où s'affiche l'état physique des anorexiques apportent des arguments précieux à nos consultations, tant le délabrement physique se révèle impressionnant, avec des chairs flasques et tombantes, des os saillants.

★

Une variante fréquente de l'anorexie actuelle est ce que j'appellerai le « syndrome du petit rat de l'Opéra ». À savoir des jeunes filles qui se pensent passionnées de danse, ce qui n'est pas toujours le cas, auxquelles certains professeurs demandent, alors qu'elles sont souvent déjà très minces, de perdre quelques kilos pour atteindre le summum de leurs aptitudes de danseuse.

Passée la première période euphorique, elles s'enferment dans un syndrome dépressif, martyrisent leur corps par l'absence de nourriture et les exercices physiques qu'elles s'imposent. Fait à noter, elles ont souvent en commun d'avoir des mères très présentes, mères que je soupçonne souvent d'être des danseuses frustrées tant elles entrent facilement dans le jeu de ces professeurs irresponsables. Ce sont elles qui amènent leur fille à consulter les nutritionnistes pour perdre des kilos alors qu'elles sont déjà trop maigres.

Il m'est arrivé aussi de voir des jeunes filles se réalimenter progressivement et, d'un seul coup, se mettre à grossir. Tout cela parce qu'elles ne souhaitaient pas devenir danseuses mais s'efforçaient de complaire à leur mère. En grossissant, presque certaines d'être renvoyées de ces écoles qu'elles assimilent à des salles de torture, elles trouvent un moyen de punir leur mère et d'arrêter une activité non désirée.

*

Quand une anorexie se transforme en boulimie, c'est que le traitement a raté. Or ce dernier mal est souvent un autre symptôme, chez les jeunes, d'une difficulté familiale non avouée, assumée, exprimée. Vanessa, qui refuse de s'alimenter pour couper le contact entre sa famille et elle, en devenant boulimique, aurait symboliquement ouvert l'orifice de communication et laissé sa famille pénétrer à l'intérieur de son corps. Autant l'anorexie traduit un rejet, autant la boulimie représente une protection contre l'intrusion comme on l'a déjà vu.

Imaginons que Vanessa est guérie et décide de changer son projet de carrière. Sur la suggestion de son père, elle pense que ses études de droit vont être d'une aide précieuse si elle fait sa médecine. Un cursus parfait pour exercer des fonctions de juriste spécialisée dans les questions d'ordre médical. Jusqu'au jour où Vanessa comprend qu'elle n'aime pas cette nouvelle discipline, mais continue parce que son père, son frère et sa mère l'ont convaincue. Elle réagira donc au niveau alimentaire par des crises de boulimie, cri d'alarme contre ceux qui déterminent sa vie.

Le but du traitement sera à nouveau de lui faire admettre qu'elle peut être l'enfant de ses parents tout en ayant sa propre personnalité !

*

Céline et Antoine sont mariés depuis quatre ans quand la jeune femme m'explique que, depuis des années, elle subit des variations de poids relativement importantes. Elle a enfin réussi à se stabiliser autour de soixante kilos pour un mètre soixante-cinq mais aimerait apprendre à s'alimenter.

À mon interrogation sur sa méthode pour maigrir, elle me raconte avoir réalisé avec grand succès différentes diètes lui ayant permis de perdre jusqu'à douze kilos. Elle ne sait faire d'ailleurs que des régimes de ce type. Dès qu'elle essaie de manger à peu près normalement, elle tombe dans des états boulimiques et regrossit.

Pourquoi souhaite-t-elle stabiliser son poids alors qu'elle n'a pas repris depuis quelque temps ? Parce qu'elle se fait vomir quasiment après chaque repas pour ne pas enfler à nouveau. Ayant entendu parler des désordres que cela pouvait provoquer, à la fois psychologiques et physiques, elle me demande de l'aider à stopper ces vomissements et de l'empêcher de retomber dans la boulimie.

Notre conversation m'apporte de précieux renseignements. Céline et Antoine se sont mariés contre l'opinion des parents d'Antoine, lesquels considéraient que leur fils devait vivre auprès d'eux tant qu'il n'avait pas terminé ses études ; ils accusèrent donc Céline d'être responsable d'un éventuel échec de leur fils. Résultat, le couple a été parasité par cette intrusion. Par générosité mais aussi par faiblesse, Céline a accepté toutes les remontrances de sa belle-famille. Malgré les allusions méchantes, les crises à répétition, elle a tenu bon, au prix d'un effort important sur elle-même. Elle ne s'est même pas plainte à son mari.

On l'a compris, pour exprimer son incapacité à gérer le conflit, elle a jeté son dévolu sur la nourriture. Quand elle accepte ses beaux-parents, elle mange en excès. Quand elle résiste, en période de crise aiguë, elle parvient à diminuer son alimentation parce qu'elle coupe le contact. Ce que recherche Céline, c'est à la fois la stabilité psychique et la stabilité alimentaire. Mais elle n'atteindra la sérénité qui lui permettra de ne plus compenser à travers la nourriture qu'après avoir réglé son problème familial.

Elle doit, pour se tirer de ce mauvais pas, discuter avec elle-même, avec son mari et rétablir la vérité des relations avec ses beaux-parents. Dans cette situation seulement, Céline... et Antoine seront heureux !

⋆

On le voit, la bouche est un outil de communication fondamental avec l'extérieur. Lors de la vie *in utero*, le futur être humain, isolé du reste du monde dans le ventre de sa mère, ne se sert de sa bouche ni pour se nourrir ni pour respirer. Le sang qui circule dans le cordon ombilical arrive jusqu'à ses propres tissus pour lui apporter l'oxygène et les nutriments indispensables. L'enfant est en osmose complète avec sa mère.

Dès la naissance et le premier cri, la bouche apparaît comme le premier élément de communication entre l'enfant et le monde extérieur. Les premières déjections émises par le bébé ne sont pas des selles mais un reliquat glaireux évacué par la bouche. C'est donc par un système d'origine digestive que l'enfant commence à respirer. Une fois cette substance expulsée, la bouche devient l'outil qui sert à se nourrir, un outil qui permet de vivre à partir de l'extérieur et de remplir l'intérieur du corps.

L'association entre le plaisir de la nourriture, la relation affective avec la mère et la relation avec le monde environnant se fait dans les tout premiers moments de l'existence. Le fait de manger constitue le terreau sur lequel peuvent se développer les troubles psychiques de l'individu. Mais il sera également une des premières manières de compenser les traumatismes du monde extérieur.

Passés les premiers mois, l'enfant apprendra progressivement de nouvelles sensations alimentaires. Comme au début de sa vie, chaque fois qu'il goûtera un aliment inédit, ce sera dans un contexte émotionnel, social, psychique, physique différent. S'il a mangé des haricots verts dans une atmosphère très conflictuelle, ce légume sera pour lui associé à un mauvais souvenir et il aura le plus grand mal à en avaler avec plaisir. Mais si les mêmes haricots verts rappellent un jour de joie et de plaisir, ils deviendront un souvenir heureux et seront appréciés.

⋆

On ne saurait en effet conclure un tel chapitre sans parler de l'amour et de la culpabilité. Dans les mécanismes que j'ai décrits jusqu'à présent, on a essentiellement observé des marques d'amour lorsqu'il y avait acceptation et ingestion d'aliments, mais aussi des symptômes de culpabilité quand la plupart des personnes concernées n'arrivaient pas à manifester leurs émotions. Comme s'il y avait une certaine honte à parler des sentiments que l'on ressent et de la culpabilité qu'ils provoquent. La compréhension de ces mécanismes aide de façon considérable au traitement des patients.

Et tant qu'on ne les a pas pris en compte, il est inutile... d'entamer un régime.

Chapitre 14

ATTENTION AUX TECHNIQUES DE L'EXTRÊME

Des personnes qui grossissent par frustration, d'autres par réaction à l'intrusion, certaines en signe de protestation ou de protection, les raisons profondes des prises de poids sont réellement multiples. D'où une volonté tenace, chez tous les candidats au régime, de perdre coûte que coûte des kilos. Coûte que coûte, j'use de l'expression à dessein. Et même du jeu de mots – coûte ou coût ! – volontairement. Car pour répondre à cette angoisse, à ce désir des patients tellement à bout qu'ils sont prêts à tout, certains, en France comme dans le monde, n'hésitent pas à imaginer les techniques les plus étranges, saugrenues, extrêmes, barbares mêmes. Voire à détourner des systèmes efficaces dans des pathologies bien précises sans se préoccuper des dégâts éventuels. Méthodes dont il faut reconnaître les ravages et les aspects négatifs, même si leurs inventeurs utilisent pour les promouvoir aussi bien la publicité dans les magazines que le marketing le plus pointu. Car aujourd'hui, il y a péril en la demeure et parler des régimes de façon pondérée et intelligente semble passé de mode.

★

J'ai été frappé par cette évolution lors d'une émission de télévision où j'avais été convié en qualité d'expert, en constatant que chacun des « témoins » avait utilisé au moins une fois une technique dangereuse ou d'une difficulté insensée !

Je dénonçais vigoureusement ces pratiques douteuses et les souffrances qu'elles engendraient et le public applaudissait chaleureusement mes interventions. Néanmoins, malgré cet accueil positif, chaque perte de poids importante évoquée par les invités suscitait des manifestations encore plus enthousiastes. Le public savait que j'avais raison, mais la perspective de maigrir de façon spectaculaire, même en ayant recours à des méthodes saugrenues ou terribles, lui semblait parée de toutes les séductions.

Au cours d'une autre émission – *C'est mon choix*, sur France 3 –, j'ai observé le même mécanisme. Le postulat consistait à délivrer un régime différent à sept personnes, lesquelles étaient filmées avant de commencer leur régime, puis après quinze jours de rationnement alimentaire. Emportés par la dynamique de l'émission, les candidats avaient rempli le contrat et obtenu le résultat espéré : chacun des participants avait exactement perdu le poids prévu. L'expérience, concluante, démontrait donc que des régimes originaux, imaginatifs et sans douleur conduits dans des conditions agréables, pouvaient provoquer une perte de poids de trois kilos en deux semaines. Je précisai aussi qu'il n'était pas souhaitable ni utile de supprimer certains aliments dans un régime, et que l'on pouvait, par exemple, remplacer le petit déjeuner par deux croissants. Tout en prenant la peine d'expliquer qu'il n'y avait pas de différence nutritive entre un repas à 450 calories composé d'aliments traditionnels et un cheese-burger suivi d'une salade de fruits. Enfin, j'insistai sur le fait qu'il était possible (et nécessaire) de faire un régime tout en mangeant des choses savoureuses.

Parmi tous les postulants, une femme extrêmement sympathique attira l'attention du public : Marie-Georges. Laquelle Marie-Georges avait perdu cinq kilos au cours des quinze jours, en suivant strictement l'un des deux régimes proposés, celui à 900 kilocalories, pourtant plutôt restrictif et très monotone. Le second régime « valait », lui, 1 400 kilocalories et s'avérait de ce fait bien plus facile à faire, mais permettait « seulement » de fondre de trois kilos en deux semaines.

Les retombées de l'émission furent extraordinaires : le standard de la chaîne et moi-même avons été assiégés de coups de téléphone. Mais ce qui me surprit le plus, ce fut de voir que malgré mon discours sur la nécessité de ne pas s'imposer des méthodes trop drastiques, les principales demandes concernaient le régime à 900 kilocalories. En somme, on peut argumenter, apporter moult exemples, insister sur la nécessité de donner du temps au temps, le public, actuellement, veut obtenir un résultat spectaculaire sans se contraindre très longtemps. L'efficacité immédiatement visible sur la balance, en somme. Et ce malgré le fait qu'on finisse par déchanter et par comprendre la nécessité d'entreprendre un vrai travail de rééducation alimentaire, laborieux mais à terme plus gratifiant, ce que je m'efforce de faire comprendre à mes patients. Mais combien sont prêts à l'entendre ou l'admettre quand on voit l'engouement que suscitent certains procédés pour le moins... audacieux ?

*

Imaginons un Martien débarquant de sa soucoupe. Dès son atterrissage, il pourra constater combien notre pays est opulent, et combien nous disposons à profusion d'aliments, de médicaments, de médecins, de salles de gym, de supermarchés. Et pourtant, quand il retournera chez lui, il racontera qu'il a vu des êtres humains se faire poser des anneaux autour de l'estomac pour s'empêcher de manger trop ou se faire relier les mâchoires avec des fils de pêche pour ne plus avaler. Qu'il a vu aussi des femmes, dans des cliniques médicales luxueuses, se faire aspirer la chair du ventre ou des jambes alors que des procédés plus doux existent. Que d'autres personnes se font planter des épingles dans le nez ou des agrafes dans les oreilles. Les Martiens n'ont pas fini de rire...

Ces dernières années, ce ne sont pas les méthodes dites nouvelles qui manquent. Un médecin fait le plein de sa consultation en imposant à ses patients de ne manger qu'une pomme par jour. Un autre, à la façon d'un fakir, pique ses clients dans le dos à l'aide d'une aiguille magique qui supprime, prétend-il, la sensation de faim. Un troisième utilise des rayons « laser » pour irradier les zones responsables de leur obésité.

Différentes techniques mécaniques qui visent à « éliminer les excédents pondéraux » (massages, « rouler-palper ») apparaissent dorénavant avec des noms qui servent à crédibiliser la manipulation corporelle : le palper-rouler, l'électrolypolise, la cellulolypolise. Si, dans leur grande majorité, elles s'avèrent sans danger, elles sont aussi inefficaces à 99 %. Les rares réussites sont le fait d'individus motivés qui, avec l'aide de leur thérapeute, atteignent un résultat qu'ils auraient obtenu de toute façon.

★

Et quand une méthode attire un grand nombre d'acheteurs parce qu'elle obtient quelque résultat, les professionnels s'en mêlent, transformant le phénomène en événement. Ce fut le cas des sachets de protéines.

À la fin des années 1960, deux médecins anglais prétendirent faire maigrir les gens en leur imposant un jeûne sévère : on ne mange rien de solide, mais on peut boire autant de liquide qu'on le souhaite... Les praticiens s'intéressèrent autant aux kilos qu'il était possible de perdre qu'aux effets que ce régime provoquait sur l'organisme et obtinrent deux résultats. Si la perte de poids était de l'ordre de dix kilos en trois semaines, en revanche, le déficit musculaire et l'état de fatigue des sujets se révélaient spectaculaires. Le processus est d'une logique implacable : lorsqu'il est en état de manque, le corps puise d'abord son énergie dans sa graisse, et, lorsqu'il ne dispose plus de graisse, il puise dans ses réserves de protéines : d'abord les muscles, puis les organes nobles, comme le cœur ou les reins. Nos deux chercheurs se sont donc rendus compte que le jeûne complet provoquait une forme d'autocannibalisme et, prudents, ont arrêté l'expérience.

Dix ans plus tard, le Pr Apfelbaum eut l'idée d'aménager ce jeûne en lui adjoignant des protéines simples . un mélange de blancs d'œufs durs et de yaourts, ou des sachets de protéines, fabriqués en laboratoire à partir de blancs d'œufs déshydratés ou de caséine de lait. Ces protéines contenaient très peu de calories. Par sécurité, ce jeûne protéique ne pouvait durer plus de deux semaines et devait s'accompagner d'une pause de trois mois entre chaque période de régime. D'où, dans ces conditions drastiques, une perte de poids de l'ordre de cinq à sept kilos en quinze jours, accompagnée toutefois d'une fatigue très importante. Au bout de deux ou trois ans, le professeur et ceux qui avaient, comme moi, suivi avec intérêt cette méthode, durent convenir que si ce régime convenait – et convient – à certains, il reste difficile. En outre, nous avons constaté que la majorité des patients aboutissaient à un amaigrissement bien supérieur et de meilleure tenue après trois mois d'un régime alimentaire classique, qu'avec ces diètes protéiques d'à peine 200 à 250 calories par jour. Nous en avons donc conclu qu'on ne pouvait prescrire ce système que sous stricte surveillance médicale et pour de courtes durées. C'était voilà bien longtemps. Depuis, reconditionné et « marketé » par l'industrie alimentaire, ce régime est devenu une grande mode. Que les excès et les revers n'ont pas épargné.

Des exemples ? Au début des années 1990, on vendait, quasiment sous le manteau dans les premiers temps, une petite bouteille d'eau au goût douceâtre contenant deux ou trois substances totalement inefficaces. On prétendait qu'il suffisait d'en absorber trois fioles par jour et de ne pas manger pour obtenir un résultat spectaculaire. Le succès fut foudroyant mais ce n'était que la réédition du jeûne hydrique des années 1960. Des laboratoires pharmaceutiques de grande renommée fabriquèrent ensuite des boîtes de produits liquides ou en sachets à base de protéines, avec, selon eux, toute la rigueur nécessaire... en oubliant toutefois de fournir le mode d'emploi et les contre-indications ! Les mises en garde se sont multipliées, deux ou trois accidents sont survenus, et, une fois le public informé à la fois du danger et des échecs, le phénomène s'est désintégré, mais que de dégâts dommageables !

On en serait sûrement resté là si de petites sociétés, encouragées par une presse en mal de sensations, n'avaient décidé de faire perdurer la méthode pour des raisons purement commerciales. Des représentants sillonnent toujours la France afin de proposer et expliquer le système aux médecins. Cerise sur le gâteau, l'un des laboratoires les plus prospères remet des carnets à souche aux praticiens qu'il leur suffit de tamponner et les patients se font livrer les produits par la poste sur prescription d'un docteur ! Un drôle de mélange des genres, non ?

*

Comme on ne peut contester à personne le droit de ne pas se nourrir, les pouvoirs publics se trouvent désarmés devant un phénomène qui, comme les précédents, s'autodétruira. Pourtant, l'accumulation des désillusions ouvre toujours plus grand la voie aux arnaques. Lors de la promotion de techniques d'amaigrissement, les ingrédients restent toujours les mêmes : un peu de presse, un peu de médecine, quelques exemples spectaculaires. L'ordre dans lesquels on les place et leur quantité varient selon le produit, l'objectif principal étant de vendre le maximum au prix le plus élevé possible et dans les délais les plus brefs.

Il en est de même pour les médicaments. L'histoire de l'Isoméride® reste, « marketinguement » parlant, un cas d'école extraordinaire orchestré par un laboratoire pharmaceutique.

Au départ, le produit proposé était une molécule déjà ancienne, copie d'un vieux coupe-faim amphétaminique. Des essais cliniques furent réalisés, contre rémunération, dans certains hôpitaux. On observa bien évidemment un effet coupe-faim, mais plutôt que d'évoquer cette réaction attendue, les équipes marketing du laboratoire mirent en avant le fait que ce médicament supprimait l'envie de manger des aliments sucrés. Après l'hôpital, ce fut au tour des magazines, des journaux et des émissions de télévision de subir la sollicitude du laboratoire : voyages de presse, articles pseudo-scientifiques, etc. Alléchés par ce déferlement d'informations, les patients réclamèrent ce médicament à leur médecin. Hélas ! ni les candidats à l'amaigrissement ni le corps médical ne se sont réellement interrogés sur les effets secondaires qu'il pouvait provoquer, consommé sur une longue période, alors qu'il était déjà de notoriété publique que les amphétamines s'avéraient dangereuses et qu'on ne les prescrivait presque plus. Et ce parce que, après quelques semaines d'utilisation, leur effet coupe-faim disparaît et que, comme pour toute drogue, quand on arrête d'en absorber, un syndrome dépressif s'installe.

Ce que l'on sait moins, c'est que le « produit m a tué. Et que le laboratoire n'a accepté de reconn: responsabilité que contraint par l'évidence. Et s'i condamné à verser des indemnités à ses victime n'a pas été porté à la connaissance du public. Malg résultats inquiétants, de nombreuses personnes, dées par leur quête de minceur, tentent aujou: encore de se procurer cette molécule sous le ma malgré son interdiction officielle.

★

Dans le catalogue des techniques non pas extré mais inutiles qui donnent bonne conscience à ceux les pratiquent, on trouve les différentes manière: transpirer. Si on rit devant certaines publicités années cinquante où l'on voit une jeune femme emba dans une sorte de sac plastique, pourquoi se précip t-on sur ces bandelettes de film quasi ménager qu enroule autour du corps ou sur ces gaines qui prétend aider ceux qui les portent à maigrir ? Comment croit- encore que les appareils mécaniques qui font vibrer chairs, les ceintures ou les plaques actionnées électriqu ment pour activer les muscles de façon passive, fonctio nent ? Sans parler de l'étrange « vibreur » porté sur ventre qui fait « bip ! » quand on enfle !

★

L'ignorance et la crédulité, associées aux fantasme: ouvrent la voie à toutes les folies.

Prenons l'exemple de la chirurgie esthétique, discipline noble s'il en est mais qui, entre des mains inexpertes ou mal intentionnées, conduit à des situations aberrantes. La réparation des mutilations, des traumatismes accidentels, le traitement de certaines malformations sont des avancées scientifiques tout à l'honneur de cette profession. Que des chirurgiens aient bâti leur fond de commerce sur le désir de beauté et d'harmonie corporelle, pourquoi pas, c'est leur problème et leur conscience. Mais avoir recours à des méthodes somme toute agressives pour l'organisme, est-ce forcément indispensable dans le cas d'une simple prise de poids ? Dans le dialogue entre une personne en quête d'idéal esthétique et le praticien qu'elle consulte, deux discours se confrontent : le patient attend du chirurgien la confirmation que l'intervention projetée donnera le résultat espéré alors que le médecin, lui, sait qu'il ne pourra dépasser certaines limites, même s'il omet d'en parler. Est-ce vraiment moral ?

Les consultations de chirurgie esthétique sont donc, à mon sens, le plus souvent basées sur le fantasme : le chirurgien demande au patient de lui montrer ce qu'il souhaite, quitte à orienter son choix par des photos « avant-après » d'interventions qu'il a réalisées et réussies. On utilise même maintenant l'informatique pour simuler le résultat final. La seule étape sur laquelle le patient n'a aucune garantie – ni même parfois d'information réelle – est l'intervention chirurgicale elle-même.

La liposuccion, qui consiste à ponctionner une zone de graisse anormalement développée, a été dans les premiers temps, pratiquée avec retenue par les médecins, lesquels en ont respecté les applications médicales scrupuleusement. Mais des dérives sont ensuite apparues, son utilisation s'est élargie et on est passé de la correction esthétique... au dégraissage complet. Conséquence : des candidats à la minceur, déçus par leurs expériences précédentes, se sont persuadés qu'on pouvait transformer leur silhouette à la carte, sans deviner que parfois le remède n'est pas bien accepté par l'organisme. En outre, s'il est vrai que les petites liposuccions présentent peu de risques, leurs résultats ne sont pas non plus spectaculaires. Bien sûr, lorsque le but à atteindre est raisonnable, c'est une intervention intéressante et certaines zones du corps comme les genoux, les hanches et le ventre, dans une moindre mesure, sont simples à traiter techniquement, mais gare aux dérives.

Le problème de la culotte de cheval est autre. Lorsqu'on enlève une quantité de graisse trop conséquente, après l'intervention la peau en excès garde une apparence disgracieuse et on remplace un problème par un autre. De même, lorsqu'on ponctionne une quantité de graisse trop peu importante ou en superficie, on risque de laisser des « trous ». Or, malgré les mises en garde, cette intervention aux résultats mitigés est toujours autant pratiquée. Et ce alors qu'un régime correctement mené et accompagné d'une mobilisation corporelle, telle que la gymnastique, donne des effets largement bénéfiques et sans danger !

★

Dans le domaine des violences diverses suscitées par le désir de maigrir, on avait essayé, voilà quelques années, le blocage des mâchoires et la dérivation d'une partie de l'intestin pour diminuer l'absorption de la nourriture. Les effets secondaires ont jeté heureusement ces inventions aux oubliettes. Plus récent est l'anneau gastrique, cerclage placé sur la partie haute de l'estomac qui empêche largement le passage des aliments. Une méthode utile dans les cas de grande obésité, et qu'il m'arrive moi-même de recommander, mais que certains, aujourd'hui, font à la chaîne et sur n'importe qui. Or cette intervention n'est pas dénuée de risques puisqu'on introduit à l'intérieur de l'organisme un corps étranger qui atrophie progressivement un organe important. Bien que les inventeurs de cette méthode aient indiqué très précisément les limites de sa prescription, le nombre de candidats augmente régulièrement !

*

Soyons clairs : les sachets de protéines n'empêchent pas de manger en dehors des repas, les amphétamines n'ont plus d'effet au bout d'un moment, la liposuccion n'est pas un obstacle à la reprise de poids, l'anneau gastrique permet le passage des liquides... et tous sont des agressions dommageables quand on les applique sans suivi sérieux ni maîtrise. En outre, ces techniques ne règlent jamais le problème de fond !

*

Qu'on ne l'oublie jamais, le problème essentiel de tout candidat au régime est qu'il doit affronter la frustration.

Plus le but à atteindre semble lointain, plus le désir de maigrir s'exacerbe, jusqu'à prendre une dimension obsessionnelle, devenant alors plus important que la cause du surpoids. Or la frustration est un élément négatif majeur car elle entraîne une décompensation proportionnelle à son intensité. Celui qui a maigri avec une technique extrême maintient son poids pendant quelque temps. Une fois que le résultat obtenu est banalisé, le plaisir de manger remplace celui d'avoir été mince. C'est comme cela qu'on observe le mécanisme des régimes yo-yo. On pourrait parfaitement admettre la notion d'un poids variable avec des phases de surpoids et des phases normales. On pourrait même trouver une logique dans la répétition de ces phases. Deux pas en avant et un pas en arrière font toujours un pas en avant. Pourtant, une étude américaine, très inquiétante, a montré que la mortalité était supérieure chez les obèses dont le poids avait beaucoup varié que chez les obèses stables. Une connaissance simple des mécanismes de la prise de poids, une éducation alimentaire, même modeste, sont donc essentielles.

⋆

Qu'est-ce qui nous empêche de faire un régime ? Comme la nourriture est un besoin vital, il devrait suffire d'adapter proportionnellement la quantité de nourriture à la volonté de maigrir afin d'obtenir un résultat. Si quelqu'un mange trop, il n'a qu'à manger moins, dit-on. Si quelqu'un mange trop riche, il n'a qu'à absorber des aliments maigres, pense-t-on. En fait nous avons du mal à maigrir parce qu'il est difficile de suivre un régime, et ce pour deux raisons : on supprime le plaisir de manger et on se force à manger des choses que l'on n'aime pas.

Jean, à cinquante ans, est commercial dans une grande

société. Si la plupart du temps il prend le matin un petit déjeuner, quand sa femme lui demande d'emmener les enfants à l'école, il part sans rien avaler. Quand il arrive au bureau, il se fait d'abord un café. Comme ses collaborateurs organisent souvent des réunions de travail « petit déjeuner » avec des clients, il se contente d'acheter des viennoiseries pour les grignoter avec eux au bureau et partager un moment convivial. Jean est donc tiraillé entre plusieurs sentiments : manger les croissants par plaisir, partager avec ses collègues un instant agréable, ou respecter son désir de maigrir. En général le premier quart d'heure, il parvient à ne rien avaler, puis il se laisse aller à grignoter une viennoiserie. À midi, très pressé, il mange à son bureau, commande son déjeuner à un service traiteur en essayant de choisir les plats les plus diététiques. Pourtant, là encore, il est tenté par les plats plus élaborés donc plus riches. Évidemment, lorsque sa journée est plus stressante, il se retourne vers les mets les plus à son goût. À supposer qu'il se soit privé de viennoiseries le matin et du sandwich au bacon, à la dinde et à la mayonnaise qu'il adore, il a accru sa frustration tout au long de la journée. Le soir, en rentrant chez lui, il ne passe pas tout de suite à table. Pour se relaxer, il se sert un apéritif accompagné d'amuse-gueule. On le voit, sa journée n'a été qu'une accumulation de frustrations. Frustrations psychiques, en raison du surmenage ; frustrations physiques, en cas de restrictions alimentaires. Et lorsqu'il y a combinaison des deux, l'individu devient extrêmement fragile face aux tentations, à la recherche d'un équilibre entre les zones de plaisir et de retenue.

*

Sylvie est l'épouse de Jean. Le matin, elle prépare le petit déjeuner pour ses enfants. Ayant appris récemment des règles diététiques qu'elle entend appliquer à sa progéniture, elle dresse une vraie table, sert des céréales, des jus de fruits, des tartines, du fromage. Bref, elle veille autant à l'éducation de ses enfants qu'à leurs plaisirs. Mais la vue de la nourriture augmente son appétit et il n'est pas rare que ses enfants laissent sur la table des biscuits ou des céréales qu'elle a envie de finir. Il lui faut arbitrer entre le plaisir de manger et la douleur de refuser ce plaisir. La plupart du temps, elle cède.

Elle s'occupe à l'extérieur toute la matinée, rentre chez elle le midi. Parfois, quand les enfants déjeunent à la maison, elle prépare une nourriture rapide. Mais, si elle a décidé de ne pas manger parce qu'elle est au régime, elle se place dans la même situation qu'au petit déjeuner. Seule, il lui serait simple de consommer des carottes crues accompagnées d'une tranche de jambon, mais sa journée serait si triste. Alors elle avale à toute vitesse des aliments qu'elle aime, la plupart du temps du fromage, du pain et une crème dessert. Face à la tension de la journée, elle se garde une zone de plaisir destinée à créer un équilibre psychique.

À la sortie de l'école, si Sylvie n'a pas déjeuné, elle réactive sa tentation en préparant le goûter. En effet, privée de nourriture depuis le début de la journée, elle se met en situation de tentation extrême en manipulant des sucreries. Si elle craque, elle culpabilisera, et se sentira frustrée. En revanche, si elle a déjeuné, elle sera peut-être tentée mais à un degré moindre. Elle ne goûtera pas avec ses enfants, mais se sentira malgré tout obligée de terminer les petites choses qu'ils n'auront pas consommées.

Le soir, les enfants dînent avant les parents. En effet Jean rentre assez tard, ce qui oblige Sylvie à cuisiner deux fois dans la soirée. D'où deux occasions de tentations. Quand son compagnon arrive, elle se laisse aller à partager avec lui son apéritif, calories supplémentaires à l'appui.

Imaginons alors un instant que Jean et Sylvie, qui nous ressemblent beaucoup, aient entrepris chacun un régime.

Jean part à son travail sans avoir rien avalé. Au bureau il contemple ses collègues qui mangent des croissants avec leur café. Puis il se met au travail. La matinée ne se passe pas très bien. À midi il pense au repas en espérant qu'il sera une détente. Alors que chacun commande ce qui lui fait plaisir, il choisit un aliment qui convient à son régime. Il termine le déjeuner d'assez mauvaise humeur et se remet au travail. Son agacement va s'intensifier tout au long de l'après-midi : à 16 heures, il ressent une brutale envie de sucré. Il pourrait aller prendre une douceur au distributeur, mais comme il culpabilise, il s'en abstient. Lorsqu'il rentre chez lui son humeur est exécrable. De jour en jour, sa frustration augmente. Et, dès le premier déjeuner d'affaires, il commettra des écarts. Il est évident qu'il aurait fallu créer un équilibre entre sa difficulté à maigrir et les tentations, et ménager des zones de plaisir tout au long de la journée ou de la semaine.

Pour Sylvie, l'exercice est encore plus délicat, car au lieu d'être au travail avec le seul distributeur pour satisfaire ses envies, elle se retrouve chez elle devant des placards regorgeant de tentations.

★

Conséquence, tous les régimes mirifiques utilisent le même procédé : ils promettent de maigrir sans supprimer le plaisir de manger. Parce que le public est extrêmement sensible à ce type d'argumentation. Pour crédibiliser ce genre de méthode, il faut donc savoir la présenter joliment. D'où le recours aux techniques du marketing comme la banalisation scientifique, l'aspect mystique ou religieux, la magie de la découverte irrationnelle ou encore l'utilisation d'un nom célèbre du show-business, du sport ou des variétés. Dès que l'on doit vendre quelque chose, tous les artifices sont bons.

LA BANALISATION SCIENTIFIQUE

L'information concernant les nutriments est très largement répandue. Tout le monde a en effet entendu parler des glucides, des lipides, des protéines, noms passés dans le langage commun même si fort peu, en dehors des médecins et des scientifiques, connaissent exactement leur sens. On va ainsi successivement, dans les médias ou les conversations, affirmer que la réduction de la teneur en protéines, en glucides, en lipides est la cause de l'amaigrissement. Il suffit donc d'éliminer certains aliments ou d'augmenter leur consommation afin d'obtenir le résultat recherché. La confusion intentionnelle rend la forme du discours plus importante que son contenu. Hatkins et ses dérivés sont les régimes les plus connus ayant eu recours à cet artifice. Les uns et les autres expliquaient qu'il suffisait de réduire les sucres et d'augmenter les graisses pour obtenir un résultat extraordinaire. Mais ni les journalistes ni les patients n'ont vérifié l'exactitude de ces informations.

Si, dans ces méthodes, il existe la plupart du temps une base scientifique réelle, sont souvent oubliées les contre-indications, les effets secondaires ou négatifs. La trilogie glucides, lipides et protéines est la caution scientifique du régime. Or le public, qui s'intéresse aux seuls résultats, préfère entendre un discours agréable et compréhensible plutôt que des explications rébarbatives.

LES RÉGIMES MYSTIQUES

Dans ces régimes, on met en avant des aspects quasiment ésotériques. C'est le cas des régimes végétariens, végétaliens, macrobiotiques, zens, naturopathes, etc. où l'on s'en remet aux forces de la nature, lesquelles régulent spontanément le poids pourvu qu'on obéisse à leurs fondements essentiels.

Ces méthodes se fondent en général sur des préceptes religieux. Les adeptes ne se contentent pas de suivre les consignes alimentaires du régime mais ont souvent des avis tranchés sur d'autres sujets de société. Manger macrobiotique, végétalien ou végétarien implique souvent qu'on appartient à un groupe de pensée.

Ce sont des régimes marketing. Citons en vrac les régimes Scarsdale, Mayo, Hollywood, ananas, pamplemousse, sans laitages, etc.

Ici la connotation particulière du nom du régime, ou de l'aliment utilisé, se révèle un facteur primordial. Une rumeur largement répandue ayant laissé entendre que certains agrumes plutôt acides provoquaient une diminution du poids, combien de gens, aujourd'hui encore, sont persuadés qu'en buvant un jus de pamplemousse ou d'ananas au petit déjeuner, ils élimineront leur graisse ? Le Mayo, lui, consistait en une simple réduction calorique et portait le nom d'une célèbre clinique diététique américaine, avec laquelle, à part l'emprunt de son nom, il n'avait rien de commun.

Aussi célèbre est le fameux régime dissocié qui ne présente aucun avantage sur le plan nutritionnel, mais possède un étrange pouvoir « magique » à cause du fait – contraignant – de manger chaque jour les mêmes aliments. Aucune base scientifique intelligente ne vient étayer cette notion de segmentation de la nourriture qui s'apparente aux séquences de jeûnes ou de respect des traditions alimentaires de certaines religions, mais il a eu son heure de gloire. C'est donc une combinaison à la fois d'un aspect mystique et d'un aspect magique.

Quant aux régimes dits de protéines pures, ils associent à la fois l'aspect scientifique à l'aspect magique : d'un côté, l'aspect scientifique de l'utilisation des protéines et de l'autre côté l'aspect magique du sachet. Qui n'a pas entendu des témoins le vanter !

Dans la publicité, il suffit d'un bon vendeur pour augmenter le potentiel d'un produit. Le même principe s'applique aux régimes. Lorsque Paul-Loup Sulitzer, Michel Olliver, Gérard Depardieu, Marie-Christine Barrault, Jacques Martin et d'autres perdent du poids, leur statut médiatique confère à la technique qu'ils ont utilisée une crédibilité.

*

Chaque année, depuis des décennies, on voit apparaître de nouveaux régimes. Qu'ils soient barbares, sérieux, efficaces ou non, ils attirent le public. Même s'il s'agit le plus souvent de l'aménagement d'un régime déjà existant, s'ils servent principalement à animer les pages santé ou beauté de quelques magazines et peuvent se renouveler constamment, puisqu'ils reposent toujours sur les mêmes bases scientifiques, ils ont rapidement leurs adeptes – lesquels veulent tout tout de suite... sans prendre conscience que la vraie baisse de poids durable demande souvent du temps, de l'organisation et quelques efforts. Mais il est fort difficile de faire entendre que les choses les plus simples sont les plus efficaces !

CINQUIÈME PARTIE

QUELQUES LUEURS D'ESPOIR : TROIS RÉGIMES, DES IDÉES ET DES SOLUTIONS

Alors, peu ou pas d'espoir ? Heureusement, si. Car, qu'on le veuille ou non, que de nombreux patients, célèbres ou pas, usent de méthodes magiques hyper-rapides aux résultats impressionnants mais pas forcément durables, que d'autres se précipitent sur des procédés dont on dit grand bien mais qui n'ont rien prouvé de concret dans le temps, que certains succombent aux attraits de l'hypnose – qui peut fonctionner bien que d'une efficacité peu durable –, que d'autres aient recours au Prozac® pour diminuer les pulsions alimentaires incontrôlables dans le cadre d'une dépression ou attendent beaucoup de l'Orlistat, molécule d'avenir qui réduit sélectivement l'absorption des graisses par l'intestin, on en revient toujours aux mêmes méthodes. Des régimes bien dosés, intelligemment suivis, fondés sur une pratique médicale et adaptés à la vie actuelle. Une méthode finalement simple même s'il faut de l'énergie et de la constance pour l'appliquer. Une méthode qui propose – et non impose, la nuance est de taille – un régime « express » à 600 calories – la fameuse soupe au chou –, un régime « rapide » à 900 kilocalories, pour les quinze jours où l'on doit évacuer trois kilos de trop, et un dernier dit « confort » à 1 400 kilocalories, à chaque fois avec maints conseils, solutions et même recettes. Mais avant d'en découvrir la teneur, encore faut-il en connaître les tenants et les aboutissants, les raisons et l'état d'esprit dans lequel ils ont été élaborés. Si j'ose dire, un régime est comme l'étiquette d'un produit en grande surface, il convient de lire avec précision la composition comme le mode d'emploi. Il faut le comprendre, l'apprivoiser, l'étudier. Parce qu'un régime ne s'avale pas d'un coup mais doit être bien assimilé et digéré afin d'être efficace.

Chapitre 15

RÉGIME... MODE D'EMPLOI

On l'a compris au fil du texte, ce livre a vu le jour sous l'impulsion de mes patients, des téléspectateurs qui m'ont contacté après chacun de mes passages à l'antenne ainsi que de mes amis, médecins ou non. Ce sont eux qui m'ont encouragé à communiquer ma conception de l'amaigrissement, laquelle débouche forcément sur la mise en place d'un régime. Pourtant, lors de mon premier entretien avec mon éditeur, celui-ci m'interrogea sur ce que j'apportais de neuf dans le domaine de l'amaigrissement. Mon synopsis avait intéressé mon interlocuteur, qui était séduit par ma dénonciation des nombreuses méthodes à la fois inefficaces et malhonnêtes, mais il était un peu déçu par ma proposition dans laquelle il ne voyait pas une grande originalité. En sortant du rendez-vous, je me dis d'abord que, décidément, les médias, la pression et le matraquage habituels fonctionnaient à fond. Lui aussi attendait du magique, du révolutionnaire.

Et puis, après l'entretien, j'ai été saisi d'un doute. Sa réaction n'était-elle pas suscitée par un trop grand contraste entre la violence du discours que je tenais sur l'amaigrissement et ses conditions actuelles, et la proposition apaisante que j'étais amené à présenter ? Il me semblait pourtant cohérent de contrebalancer le côté négatif du sujet en apportant un bémol et une note d'espérance. Sans doute. Lui-même a d'ailleurs évolué, comprenant bien que le discours ambiant avait déformé sa perception des choses. Que, comme la majorité des gens, il comprenait que des régimes ou des méthodes puissent être dangereux, et considérait comme normal de les dénoncer, mais, dans le même temps, rêvait qu'il fût possible de maigrir d'une manière rapide et spectaculaire sans trop d'efforts... et même sans efforts du tout.

Tout cela parce que le système actuel corrompt la capacité de maigrir des individus. Le diktat de la beauté, l'évolution de la nourriture, les conditions psychiques dans lesquelles nous faisons un régime, les médecins, la pharmacie sont autant d'intervenants et de systèmes qui ont parasité l'amaigrissement. C'est parce qu'on a voulu du spectaculaire, de l'exceptionnel, qu'on a fini par basculer dans le charlatanisme et l'incompréhensible.

Mais le spectaculaire et l'incompréhensible ne sont pas de mise et, oui, il est possible de maigrir. Car les personnes qui perdent des kilos et maintiennent leur poids suivent en fait des méthodes simples et de bon sens. Je ne suis d'ailleurs pas le seul à les prescrire : il existe bien d'autres médecins, sérieux, honnêtes, qui prennent le temps de parler avec leurs patients et de rechercher les raisons pour lesquelles ils ont grossi. Je vais donc, à mon tour, avant de délivrer la « recette », faire comme on devrait le faire à chaque consultation : expliquer.

★

Tout d'abord, souvenez-vous que vous êtes les acteurs, les fabricants de ce régime. Avant de l'entreprendre, vous devez avoir réfléchi aux raisons pour lesquelles vous souhaitez modifier votre silhouette et reconnaître les pressions extérieures auxquelles vous êtes soumis.

Ensuite, débutez ce régime à votre rythme sans culpabilité ni frustration. Il arrive comme un événement positif dans votre vie, dans la mesure où vous avez choisi de devenir mince et où il ne présente pas de trop grande difficulté. Et si c'était le cas, inutile d'essayer : c'est que ce n'est pas le moment de commencer. N'oubliez jamais que chaque régime oblige à modifier ses habitudes alimentaires préalables. Ne vous laissez pas non plus décourager : vous avez tout votre temps, seul le résultat est important. Ce que vous recherchez n'est pas une perte arithmétique de poids sur une balance, mais une modification esthétique.

Enfin, n'oubliez jamais les raisons qui freinent un régime. On espère ne pas avoir faim. On ne veut pas être culpabilisé si on grignote ou si on fait des écarts. On veut ne pas craquer devant ses envies. On redoute d'être fatigué. Et surtout on attend des résultats rapides. Apprenez la patience avec vous-même et bannissez de votre esprit ce qui est négatif.

★

PREMIER PRINCIPE : TOUT DOIT ÊTRE AUTORISÉ.

L'ennemi principal des régimes, c'est la frustration. Il faut donc le faire comme un jeu et organiser son alimentation de manière à la diversifier au maximum. Sans oublier de garder, à côté des aliments « imposés », des aliments « plaisir » qui servent de soupapes de sécurité. Vous devez d'ailleurs consommer la plupart des aliments. L'homme étant omnivore, il doit manger de tout et de façon variée. Puisqu'il s'agit de diminuer la valeur énergétique de ce régime, la manière d'assaisonner les plats sera différente de votre alimentation habituelle. Ce qui ne vous empêche pas, de temps en temps, de vous offrir du chocolat, des sandwichs ou de boire du vin... On ne peut réussir à maigrir que si l'on respecte ses pulsions, ses envies et ses manies.

DEUXIÈME PRINCIPE : CE RÉGIME EST INTERACTIF.

Lorsque je prescris un régime, mes patients me demandent souvent des menus, que je me refuse en général à donner, même s'il m'arrive d'en rédiger pour certains journaux. Pourquoi ? Parce qu'un amaigrissement nécessite que le patient apprenne à gérer lui-même les aliments. Il est possible de faire de la très bonne cuisine en utilisant des ingrédients diététiques. Il suffit de connaître les légumes et les fruits qu'on aime et ceux qu'on n'aime pas, de réfléchir aux modes de cuisson et d'accommodation des aliments. Les régimes standard où tout est imposé ne sont jamais efficaces à long terme.

J'ai donc préféré détailler pour vous les sources de fibres, de protéines et de sucre. Et proposer une banque d'aliments équivalents dans laquelle chacun peut puiser comme il le veut. Vous avez le droit de ne jamais manger de viande si vous cherchez parmi ses équivalents par quoi la remplacer. En ce qui concerne les légumes et les fruits, il vous suffira d'en changer chaque jour pour faire varier le régime. Que les amateurs de fromage, eux, se rassurent : il est tout à fait permis d'en consommer. Quant à ceux qui préfèrent les fromages blancs, qu'ils sachent qu'il leur sera possible de les déguster nature et même de les transformer.

La manière dont les aliments sont répartis au long de la journée n'est pas impérative. Vous pouvez décaler un aliment d'un repas à un autre, manger plus à un repas, et moins au suivant, ou le contraire. Il suffit de consommer chaque jour tout ce qui est indiqué dans le régime pour que le résultat soit atteint.

TROISIÈME PRINCIPE : PRÉSERVER LES MÉLANGES ET L'ÉQUILIBRE.

Ce régime repose sur la densification et sur le mélange fibres, protéines, sucre. C'est intentionnellement que j'ai introduit des rations presque illimitées de légumes cuits, de crudités et de fruits. Si vous observez bien les régimes, vous constaterez que chaque repas représente un poids d'aliments d'à peu près 750 grammes, soit entre

350 et 500 kilocalories. On peut également consommer 500 kilocalories en mangeant 100 grammes de charcuterie et une pâtisserie. L'utilité de ce système est de remplir l'estomac et l'intestin et de provoquer une sensation de satiété, tout en augmentant le travail digestif, ce qui contribue à dépenser plus de chaleur et d'énergie et donc améliore l'amaigrissement. Il est extrêmement important de consommer beaucoup de légumes, de crudités et de fruits : de cette façon on peut manger en plus grande quantité sans augmenter les calories. En outre, ces aliments apportent beaucoup de fibres dont l'action bénéfique sur l'intestin n'est plus à démontrer.

Les protéines sont un des éléments essentiels de notre organisme. Sans elles, il est illusoire de vouloir maigrir en gardant une jolie silhouette puisque les protéines manquantes seraient inévitablement puisées dans les muscles et les organes nobles de notre corps. Cependant, consommées en excès, elles se transforment en sucre et donc, à terme, en graisse.

Ce régime permet aussi de consommer des sucres, essentiellement des sucres lents. En fait les sucres sont une source de glycogène pour les muscles. Si vous alimentez votre corps en lui donnant des apports convenables de protéines et de sucres, vous obtiendrez un résultat harmonieux. Chaque organe trouve ce dont il a besoin dans les aliments absorbés. La perte de poids s'effectuera donc au niveau du stock de graisse.

Dans le régime « confort », a même été ajoutée une petite dose de matières grasses, lesquelles sont utiles pour le cerveau et pour les membranes des cellules.

En fait, c'est dans le respect des équilibres que se trouve la solution de l'amaigrissement.

QUATRIÈME PRINCIPE : NE PAS CHANGER SA VIE.

Même si vous êtes au régime, vous devez pouvoir assumer toutes vos obligations habituelles. Il vous faut des solutions face à une envie de grignoter, ou devant certains aliments, lorsque vous avez un déjeuner d'affaires ou un dîner chez des amis. C'est parce qu'un régime ne comporte pas de frustrations qu'on peut le suivre aussi longtemps que nécessaire. Quand un régime est trop contraignant ou trop différent de nos habitudes alimentaires, il y a toutes les chances pour qu'on l'arrête très vite : ne culpabilisez donc pas si vous craquez pour deux ou trois carrés de chocolat.

CINQUIÈME PRINCIPE : À CHACUN SON RYTHME.

La formule « express » vous fera perdre entre 4 et 5 kilos les deux premières semaines. Le second régime, dit « rapide », vous fera perdre entre 3 et 4 kilos les deux premières semaines puis 2,5 à 3 kilos par quinzaine, sans dépasser six semaines. Le troisième dit « confort » permet de maigrir de 3 à 4 kilos tous les mois sans discontinuité pendant au moins trois mois. Chacun peut ainsi adapter le régime en fonction de ses propres désirs, d'autant qu'on peut suivre l'un ou l'autre aussi longtemps qu'on le souhaite et que l'on peut même les alterner. Les gens très impatients sont prêts à faire des efforts plus importants. D'autres préfèrent un rythme plus lent, mais qui donne des résultats très satisfaisants. Peu importe finalement de peser cinq kilos de moins en quinze jours ou en un mois, ce qui compte... c'est d'y arriver.

SIXIÈME PRINCIPE : CE SONT DES RÉGIMES VARIÉS ET RÉÉDUQUANTS.

Si ce régime propose une très grande variété d'aliments, les légumes cuits, les crudités et les fruits y prennent une place importante, comme je l'ai déjà expliqué. Grâce à ce régime vous devriez retrouver le goût vrai de beaucoup d'aliments. Imaginez par exemple les coquilles Saint-Jacques, cuites sans matières grasses, mais parfumées d'ail ou de persil. Au lieu d'une simple salade de tomates, offrez-vous un gaspacho en les mixant. Il appartient à chacun de réapprendre toute cette variété de préparations, plutôt que de se limiter aux offres de l'industrie alimentaire. Vous êtes l'outil principal du régime. Outil décisionnaire, outil opératif.

Outil de durabilité aussi, dans la mesure où pour conserver le bénéfice du régime, il est indispensable de penser différemment son alimentation. C'est un mensonge de dire qu'une fois le régime terminé tout va bien : en fait, c'est après qu'on a obtenu ce résultat que tout commence. Or il est bien plus intelligent de se servir des premiers temps du régime pour commencer la rééducation alimentaire. Si vous avez réappris le goût des fruits, des légumes, les modes de préparation sans matière grasse, l'extrême variété alimentaire, la nécessité d'ordonner un repas pour ne pas avoir faim, vous aurez fait un énorme pas en avant et le plus gros du travail.

SEPTIÈME PRINCIPE : DES RÉGIMES QUI NE SONT PAS SAISONNIERS.

Tout le monde le sait : il est plus facile de se serrer la ceinture en été parce que l'hiver ne se prête guère aux restrictions. L'extrême variété des aliments proposés permet de trouver, selon la saison, les ingrédients indispensables à la mise en place du régime. Tout dépendra de vos propres motivations.

HUITIÈME PRINCIPE : NE PAS NÉGLIGER CERTAINES REGLES.

Que boire ?

Seules sont autorisées les boissons qui ne contiennent pas de sucre ou d'alcool comme les eaux minérales, l'eau du robinet, les infusions, les décoctions, certains sodas *light* tels que le cola *light* que l'on peut consommer sans limite. On peut éventuellement, pour changer de goût, verser quelques gouttes de citron ou d'Antésite dans de l'eau ou utiliser des eaux aromatisées. Les boissons gazeuses (non sucrées) ont pour seul inconvénient de provoquer des ballonnements chez certains sujets... Quant à l'eau de cuisson des légumes, si on l'aime, elle peut être très utile pour couper l'appétit.

Quels yaourts ?

Il existe une légère différence de goût entre les yaourts entiers et les yaourts à 0 % de matières grasses. Il est cependant préférable de se limiter à ces derniers : cette petite tricherie permet d'être rassasié sans augmenter les kilocalories absorbées. Les yaourts « aux fruits », eux, sont simplement aromatisés et contiennent rarement plus de

12 % de fruits, c'est-à-dire environ douze grammes pour un yaourt. Dès lors, pas de quoi s'en priver, après avoir vérifié que le fabriquant n'a pas ajouté de sucre.

Surgelés ou non ?

En ce qui concerne les crudités et les légumes, vous pouvez utiliser tout ce qui existe dans le commerce. Il n'est pas plus intéressant sur le plan nutritionnel de consommer des légumes frais plutôt que des surgelés ou des conserves. C'est une affaire de choix et de goût. Il vaut bien mieux recourir aux légumes surgelés que de s'abstenir d'en manger. Méfiez-vous en revanche des préparations du commerce, vérifiez bien qu'elles ne contiennent pas de matières grasses ajoutées. Les mélanges de légumes qu'on cuit à la poêle semblent sur ce plan tout à fait convenables. Pensez simplement à vérifier leur composition avant de les acheter.

Quelles viandes ?

N'hésitez pas non plus à utiliser des viandes surgelées, mais choisissez-les maigres. Pour les reconnaître il existe un truc tout simple : les viandes à griller sont en général plus maigres que les viandes à bouillir ou à rôtir. C'est une illusion de croire qu'on peut manger de la viande de pot au feu après avoir dégraissé le bouillon : cette viande contient à l'intérieur de ses fibres des graisses dont on ne peut la débarrasser.

Quels poissons ? Quels crustacés ?

Parmi les poissons, le thon et le saumon sont plus gras que les autres. Il suffit d'en prendre la même quantité que la viande.

Quant aux crustacés, on oublie régulièrement d'en consommer. C'est une erreur. La ration autorisée, pesée sans déchets, est de 150 grammes, ce qui représente, par exemple, une dizaine de crevettes.

Et les fromages ?

En ce qui concerne les fromages, il est préférable de consommer ceux qui ne dépassent pas 50 % de matières grasses. Ce qui offre quand même un large choix. Il est simple d'en vérifier la teneur en matières grasses sur l'emballage.

Vous pouvez tout à fait remplacer la viande par du fromage, habitude très française pour le soir. Sachez que 75 grammes de fromage correspondent à presque la moitié d'un camembert.

Et les œufs ?

Il est d'usage de recommander de ne pas trop consommer d'œufs. Le jaune est la partie la plus calorique de l'œuf, c'est également celle qui contient le plus de cholestérol. C'est pourquoi, notamment dans les phases de récupération, je recommande de se contenter des blancs.

NEUVIÈME PRINCIPE : L'AVANTAGE DES POTAGES.

Une étude récente a montré que les potages non mixés, où les légumes restent en petits morceaux, avaient un effet rassasiant très important. Ce qui confirme l'intérêt des potages au cours d'un régime. J'ai d'ailleurs donné plus haut l'exemple de la salade de tomates qui peut se transformer en gaspacho par simple mixage. Les potages ne sont rien d'autre qu'un mélange de légumes. Le seul problème est la présence éventuelle de matières grasses ou de féculents. Apprenez à consommer les soupes sans matière grasse en augmentant leur teneur en condiments ou en ajoutant du fenouil, du poivre, du persil, etc.

Dans le régime dit « confort », il peut aussi être avantageux de consommer les féculents en les incorporant au potage. Dans le régime « rapide », il est préférable d'utiliser des courgettes pour épaissir la soupe.

Vous pouvez consommer aussi bien des crudités que du potage ou des légumes verts. L'important c'est d'avoir une ration de fibres suffisamment importante pour être rassasié.

DIXIÈME PRINCIPE : SAVOIR RÉPARTIR LES ALIMENTS.

Chacun d'entre nous possède ses propres habitudes alimentaires. L'adage simpliste qui prétend qu'il faut manger comme un prince le matin et comme un mendiant le soir a été inventé par quelque médecin en veine de marketing puisque ce précepte ne repose sur aucune donnée scientifique et que sa réalité n'a jamais été démontrée. Encore une fois, il s'agit d'une idée reçue car il est beaucoup plus efficace et agréable de manger à son propre rythme. Vous pouvez donc majorer un repas ou minorer un autre. Vous avez même le droit d'en sauter un de temps en temps.

De même, ne vous forcez pas à prendre un petit déjeuner si vous n'aimez pas manger le matin. Faites plutôt une collation dans la matinée. Il faut en effet savoir qu'on ne note aucune différence au niveau des réussites de régime entre les personnes qui prennent un petit déjeuner et celles qui ne le font pas. Bien évidemment, si pour vous ce repas est important, ne vous en abstenez pas. Il a été noté que les personnes qui se mettent à prendre un petit déjeuner lors d'un régime conservent souvent cette habitude une fois leur poids stabilisé. Mais comme elles reprennent une alimentation normale aux autres repas, elles accumulent à l'arrivée de nouveaux kilos. Ce qui n'est vraiment pas le but recherché.

ONZIÈME PRINCIPE : PLAISIR DU GOÛT, PLAISIR DE L'ŒIL.

Le mode de préparation des aliments est essentiel. Les Français ne consomment pas beaucoup de fruits depuis quelque temps. Or la façon de les préparer peut les rendre plus appétissants : pochés, au four, en compote, en salade... N'oubliez jamais de faire une présentation agréable dans les assiettes, l'œil est un des facteurs du plaisir alimentaire.

DOUZIÈME PRINCIPE : MANGER SIMPLE OU COMPLIQUÉ.

Vous pouvez bien sûr vous aider de recettes, mais n'essayez pas de vous lancer dans la « grande » cuisine avec des aliments diététiques. Ceci est réservé à ceux qui ont le temps ou aux cuisiniers professionnels. Utilisez plutôt des recettes simples. Vous pouvez par exemple préparer le crottin de Chavignol au four puisqu'il n'y a pas de différence nutritionnelle entre un demi-fromage au four et un demi-fromage cru. De la même façon les tomates farcies mélangent agréablement la viande cuisinée aux condiments et aux légumes.

TREIZIÈME PRINCIPE : NE JAMAIS S'EN VOULOIR.

Enfin, et surtout, ne culpabilisez pas : l'exceptionnel n'a aucune incidence. Vous avez grignoté un biscuit, vous avez savouré un carré de chocolat avec votre café, vous avez fait un repas plus riche que d'habitude ? Ce n'est pas grave.

En revanche, si cela se répète tous les jours, trouvez un autre système en vous inspirant des conseils donnés à la suite des deux régimes.

Chapitre 16

LE RÉGIME « EXPRESS » 600 CALORIES PAR JOUR OU LES FAMEUSES SOUPES

Vous connaissez tous la fameuse histoire de la soupe au chou, ce régime qui a défrayé la chronique, et qui circule encore aujourd'hui, même jusqu'en Hongrie. Répercutée sur Internet, photocopiée partout, utilisée par de nombreuses personnes, elle fait un tabac. Il est vrai que pour perdre 4 à 5 kilos en quinze jours, lorsqu'elle est associée à des menus intelligents, son efficacité n'est plus à démontrer. Mais qui sait qu'elle provenait d'un régime extrêmement rapide destiné à tous ceux qui veulent aller très vite au début de l'amaigrissement, régime que j'avais élaboré pour un journal et qui contenait différentes soupes.

Le principe nutritionnel est simple : il s'agit d'un régime à 600 calories par jour environ, extrêmement riche en minéraux, en vitamines et en oligo-éléments. La soupe correspond à une tradition spécifique à la France, l'Italie et l'Espagne qui recommandent de manger frugal le soir, autrement dit d'avaler seulement la soupe locale. Or, comme les soupes sont des plats extrêmement rassasiants grâce à leur important contenu en micronutriments, c'est tout bénéfice pour la faim.

Néanmoins, il convient de ne pas oublier que c'est un régime très restrictif qui s'adresse à des individus en bonne santé. Il est recommandé de boire beaucoup dans la journée, que ce soient des infusions, du café ou du thé, tous bien entendu sans sucre. En cas de faim, on peut toutefois ajouter une assiette de légumes vapeur, une salade verte ou des endives avec un jus de citron.

Fait important à noter, on ne passe jamais de ce régime à une alimentation normale sans passer par une semaine à 900 calories et deux semaines à 1 400 calories. On peut également, de temps en temps, se servir de cette soupe durant une journée, comme pour une diète, cet intermède ayant l'avantage de recentrer sur le régime ou de finaliser une petite perte de poids.

Personnellement, je demande souvent à mes patients de contrôler leur poids d'une semaine sur l'autre et d'utiliser durant un à deux jours ces soupes. S'ils perdent moins de 500 g par semaine, cette astuce leur permet, quand ils font des écarts, de disposer du fameux système de « remboursement » permettant de corriger en temps réel tout excès. Après une semaine plutôt laxiste, manger des soupes rectifiera les choses.

En somme, voilà tous les trucs et systèmes pour maîtriser totalement son amaigrissement, choisissant son rythme, ses aliments, son bonheur de vivre !

Les menus soupes

Menus [1]

Premier jour
Petit déjeuner : Milk-shake poire-banane.
Déjeuner : 300 g de fromage blanc 0 % à la ciboulette et courgettes à volonté à faire fondre dans un fond de veau avec une pointe de muscade.
Dîner : Soupe poireaux-pommes de terre et une poire.

Deuxième jour
Petit déjeuner : Milk-shake aux pommes.
Déjeuner : 200 g de lotte et 200 g de purée de potiron.
Dîner : Soupe aux 7 légumes et 1 orange.

Troisième jour
Petit déjeuner : Milk-shake aux kiwis.
Déjeuner : 300 g de fromage blanc 0 % et carottes vapeur sauce curry à volonté.
Dîner : Potage sucré-salé dit « soupe au chou ».

Quatrième jour
Petit déjeuner : Milk-shake aux fruits rouges.
Déjeuner : 125 g de saumon à l'aneth et au citron et 200 g d'épinards.
Dîner : Soupe aux légumes et au potiron et une compote de pommes sans sucre ajouté.

---

1. Les recettes font suite aux menus.

Cinquième jour
Petit déjeuner : Cocktail tomate-concombre.
Déjeuner : 200 g de dorade et courgettes vapeur.
Dîner : Soupe de tomate et 1/2 banane.

Sixième jour
Petit déjeuner : Milk-shake banane-mangue.
Déjeuner : 300 g de fromage blanc 0 % à la ciboulette et 1 tian de tomates et de poivrons.
Dîner : Soupe poireaux-pommes de terre et 1 orange.

Septième jour
Petit déjeuner : 2 clémentines et 150 g de fromage blanc 0 %.
Déjeuner : 200 g de cabillaud et haricots verts à l'ail et aux échalotes.
Dîner : Soupe aux légumes et au potiron et 1 poire.

Huitième jour
Petit déjeuner : 300 g de fromage blanc 0 %, 1 clémentine, 1 pamplemousse et 1 orange coupés en petits morceaux.
Déjeuner : 200 g de rouget grillé et champignons de Paris.
Dîner : Potage carotte-épinard et 2 kiwis.

Neuvième jour
Petit déjeuner : Milk-shake mangue-kiwi.
Déjeuner : Carottes vapeur et 3 yaourts aux fruits 0 %.
Dîner : soupe au chou et 1 banane.

Dixième jour

Petit déjeuner : Cocktail courgette-tomate et 125 g de compote pomme-poire.

Déjeuner : 200 g de cabillaud au romarin et 100 g de petits pois vapeur.

Dîner : Soupe de tomate et 1 banane.

Onzième jour

Petit déjeuner : Milk-shake banane-kiwi.

Déjeuner : Poêlée de courgettes et haricots verts et 300 g de fromage blanc 0 %.

Dîner : Soupe aux 7 légumes et 1 pomme.

Douzième jour

Petit déjeuner : Milk-shake aux framboises.

Déjeuner : Tomates et 200 g de bâtonnets de surimi sauce yaourt.

Dîner : Potage carotte-épinard et 1 mangue.

Treizième jour

Petit déjeuner : Milk-shake banane-mangue.

Déjeuner : 300 g de fromage blanc 0 % à la ciboulette et 1 tian de tomates et de poivrons.

Dîner : Soupe poireau-pomme de terre et 1 orange.

Quatorzième jour

Petit déjeuner : 2 clémentines et 150 g de fromage blanc 0 %.

Déjeuner : 200 g de cabillaud et haricots verts à l'ail et aux échalotes.

Dîner : Soupe aux légumes et au potiron et 1 poire.

Quinzième jour

Petit déjeuner : 300 g de fromage blanc 0 %, 1 clémentine, 1 pamplemousse et une orange coupés en petits morceaux.

Déjeuner : 200 g de rouget grillé et champignons de Paris.

Dîner : Potage carotte-épinard et 2 kiwis.

Seizième jour

Petit déjeuner : Milk-shake mangue-kiwi.

Déjeuner : Carottes vapeur et 3 yaourts aux fruits 0 %.

Dîner : soupe au chou et 1 banane.

Dix-septième jour

Petit déjeuner : Cocktail courgette-tomate et 125 g de compote pomme-poire.

Déjeuner : 200 g de cabillaud au romarin et 100 g de petits pois vapeur.

Dîner : Soupe de tomate et 1 banane.

Dix-huitième jour

Petit déjeuner : Milk-shake banane-kiwi.

Déjeuner : Poêlée de courgettes et haricots verts et 300 g de fromage blanc 0 %.

Dîner : Soupe aux 7 légumes et 1 pomme.

Dix-neuvième jour

Petit déjeuner : Milk-shake aux framboises.

Déjeuner : Tomates et 200 g de bâtonnets de surimi sauce yaourt.

Dîner : Potage carotte-épinard et 1 mangue.

★

Recettes :

• Milk-shake poire-banane :

Ingrédients : 1 belle poire et 1 petite banane, 150 ml de lait écrémé, 1 cuillère à café d'édulcorant.

Mixer la poire et la banane avec le lait et l'édulcorant.

• Soupe poireau-pomme de terre :

Pour 4 bols.

Ingrédients : 3 gros poireaux, 3 pommes de terre, 1 oignon, 1 cube de bouillon dégraissé, sel, poivre, persil.

Éplucher les légumes, les laver, les couper en morceaux. Les placer dans un autocuiseur, recouvrir d'eau et ajouter le cube de bouillon préalablement fondu dans un peu d'eau chaude. Fermer la cocotte et laisser cuire pendant 20 minutes dès la mise sous pression. Saler, poivrer, ajouter le persil ciselé.

• Milk-shake aux pommes :

Ingrédients : 2 pommes moyennes très mûres, 1 yaourt bulgare 0 %, 1 cuillère à café d'édulcorant.

Mixer les pommes avec le yaourt bulgare et l'édulcorant.

• La lotte et la purée :

Ingrédients : 200 g de lotte, du jus de citron, sel, poivre, 200 g de potiron, lait en poudre écrémé.

Faire cuire la lotte quelques minutes au micro-ondes, après l'avoir arrosée d'un jus de citron et assaisonnée de sel et de poivre. Lier la purée de potiron avec quelques cuillerées de lait en poudre écrémé.

• Soupe aux 7 légumes :

Pour 4 bols.

Ingrédients : 200 g d'épinards, 200 g de fèves vertes, 1/2 chou vert, 2 courgettes, 2 navets, 2 carottes, 1 poireau, sel, poivre, coriandre.

Éplucher tous les légumes, les laver, les couper en morceaux. Les placer dans un autocuiseur, recouvrir d'eau et ajouter le cube de bouillon préalablement fondu dans un peu d'eau chaude. Fermer la cocotte et laisser cuire pendant 20 minutes dès la mise sous pression. Saler, poivrer, parsemer de coriandre ciselée au moment de servir.

• Milk-shake aux kiwis :

Ingrédients : 3 kiwis, 125 g de fromage blanc 0 %, 1 cuillère à café d'édulcorant.

Mixer les kiwis avec le fromage blanc et l'édulcorant.

• Fromage blanc et carottes vapeur :

Ingrédients : 300 g de fromage blanc 0 %, 1 cuillère à café d'édulcorant, carottes, poudre de curry, 1/2 citron, sel, poivre, coriandre ciselée, 1 yaourt bulgare 0 %.

Faire cuire les carottes à la vapeur. Pour la sauce curry, mélanger 1 cuillère à café de poudre de curry, le jus d'1/2 citron, le sel, le poivre, la coriandre ciselée dans le yaourt bulgare.

• Soupe au chou :

Pour 6 à 8 bols.

Ingrédients : 1 chou vert, 250 g de tomates, le jus d'1/2 citron, 2 oignons, 300 g de pommes de terre, 2 pommes, 50 g de raisins secs, sel, poivre, 2 cubes de bouillon dégraissé.

Éplucher tous les légumes, les laver, les couper en morceaux, les oignons en rondelle et le chou, en fines lamelles. Faire blanchir le chou 5 minutes à l'eau bouillante, le passer. Remplir aux trois quarts d'eau une cocotte, y mettre à fondre les cubes de bouillon. Ajouter les tomates épluchées et coupées en morceaux, le jus du citron, les oignons et le chou. Saler, poivrer. Laisser cuire pendant 2 heures. Incorporer les pommes de terre. Continuer la cuisson 30 minutes, ajouter les pommes et les raisins secs. Laisser mijoter 1/2 heure. Servir chaud.

• Milk-shake aux fruits rouges :

Ingrédients : 300 g de fruits rouges surgelés, 125 g de fromage blanc 0 %, 1 cuillère à café d'édulcorant.

Mixer les fruits rouges avec le fromage blanc et l'édulcorant.

• Saumon et épinards :

Ingrédients : 125 g de saumon, 200 g d'épinards, aneth, ciboulette, fond de veau, oignons.

Faire cuire le saumon au micro-ondes. Pour les épinards, les ébouillanter quelques minutes puis les faire revenir dans une poêle antiadhésive avec un fond de veau et quelques oignons.

• Soupe aux légumes et au potiron :

Pour 4 bols.

Ingrédients : 500 g de potiron, 2 gros poireaux, 3 tomates, 2 pommes de terre, 2 courgettes, 1 oignon, sel, poivre, coriandre.

Éplucher tous les légumes, les laver, les couper en morceaux. Enlever la peau des tomates. Placer le tout dans un autocuiseur. Fermer la cocotte et laisser cuire pendant 20 minutes dès la mise sous pression. Mixer, saler et poivrer, parsemer de coriandre ciselée au moment de servir.

• Cocktail tomate-concombre :

Ingrédients : 3 tomates, 2 concombres, 1 citron, sel de céleri, 1/2 pamplemousse.

Mixer les tomates, les concombres, le 1/2 pamplemousse avec le jus du citron et le sel de céleri.

• Dorade et courgettes :

Ingrédients : 200 g de dorade, courgettes, aneth, 1 citron, gros sel et poivre.

Faire cuire la dorade au four avec le jus du citron, le gros sel et le poivre. Faire cuire les courgettes à la vapeur.

• Soupe de tomate :

Pour 4 bols.

Ingrédients : 4 tomates, 1 oignon, 1 feuille de laurier, 2 gousses d'ail, sel, poivre, ciboulette.

Éplucher l'oignon et les tomates, les laver, les couper en morceaux. Rincer le laurier, éplucher et piler l'ail. Placer le tout dans un autocuiseur, recouvrir d'eau. Fermer la cocotte et laisser cuire pendant 20 minutes dès la mise sous pression. Mixer, saler, poivrer, parsemer de ciboulette ciselée au moment de servir.

• Milk-shake banane-mangue :

Ingrédients : 1/2 banane, 1 mangue, 1 yaourt bulgare 0 %, 1 cuillère à café d'édulcorant.

Mixer la 1/2 banane, la mangue, le yaourt bulgare et l'édulcorant.

• Fromage blanc et tian de tomates et de poivrons :

Ingrédients : 300 g de fromage blanc 0 %, ciboulette, tomates, poivrons, oignons, échalotes, thym.

Couper les légumes en lamelles, les disposer en rangées dans un plat dont le fond est garni d'un lit d'oignons et d'échalotes, parsemer de thym et mettre au four 25 minutes.

• Cabillaud et haricots verts :

Ingrédients : 200 g de cabillaud, gros sel, 1 citron, haricots verts, ail, échalotes, oignons.

Faire cuire le cabillaud au micro-ondes avec le gros sel et le jus du citron. Faire revenir les haricots verts cuits à la vapeur dans un fond d'eau avec les oignons et les échalotes.

• Rouget et champignons :

Ingrédients : 200 g de rouget, 1 citron, sel, poivre, échalotes, ail ciselé, champignons de Paris crus, 1 yaourt bulgare 0 %, cumin.

Faire cuire le rouget au four avec une marinade constituée de 3 cuillères à soupe de citron, sel, poivre, échalotes et ail ciselé. Pour les champignons de Paris, mélanger le yaourt bulgare avec le jus d'1/2 citron, du sel, du poivre et le cumin.

• Soupe carotte-épinard :

Pour 4 bols.

Ingrédients : 500 g d'épinards, 4 carottes, 1 cube de bouillon dégraissé, sel, poivre, cumin.

Enlever la partie centrale des épinards et laver les feuilles. Éplucher les carottes, les laver, les couper en petits bâtonnets. Placer les légumes dans un autocuiseur, recouvrir d'eau et ajouter le cube de bouillon. Fermer la cocotte et laisser cuire pendant 20 minutes dès la mise sous pression. Saler, poivrer. Parfumer avec le cumin.

• Milk-shake mangue-kiwi :

Ingrédients : 1/2 mangue, 2 kiwis, 200 ml de lait écrémé, 1 cuillère à café d'édulcorant.

Mixer la mangue et les kiwis avec le lait écrémé et l'édulcorant.

• Carottes vapeur :

Ingrédients : carottes fraîches, persil, oignons, curry.

Faire revenir les carottes vapeur sur un lit de persil et d'oignons, ajouter une pointe de curry.

• Cocktail courgette-tomate et compote pomme-poire :

Ingrédients : 2 courgettes, 3 tomates, 1 citron, basilic, sel, 1/2 poire, 1/2 pomme, cannelle.

Mixer les courgettes, les tomates avec le jus du citron, le basilic et le sel. Pour la compote, faire cuire à feu doux dans une casserole antiadhésive la 1/2 poire et la 1/2 pomme avec la cannelle.

• Cabillaud et petits pois :

Ingrédients : 200 g de cabillaud, romarin, oignons, 100 g de petits pois, laitue, fond de veau.

Faire cuire le cabillaud au four sur un lit d'oignons, cuire les petits pois à la vapeur avec de la laitue bouillie et faire revenir dans le fond de veau.

• Milk-shake banane-kiwi

Ingrédients : 1/2 banane, 2 kiwis, 150 ml de lait écrémé, 1 cuillère à café d'édulcorant.

Mixer la 1/2 banane et les 2 kiwis avec le lait et l'édulcorant.

• Poêlée de courgettes et haricots verts :

Ingrédients : courgettes, haricots verts, thym, ail, 1 échalote émincée.

Faire revenir les légumes cuits à la vapeur dans une poêle antiadhésive avec le thym, l'ail et l'échalote.

• Milk-shake aux framboises

Ingrédients : 300 g de framboises surgelées, 150 ml de lait écrémé, 1 cuillère à café d'édulcorant.

Mixer les framboises avec le lait et l'édulcorant.

• Tomates et surimi :

Ingrédients : tomates, sel, poivre, thym, 200 g de surimi, 1 yaourt 0 %, aneth.

Épépiner les tomates et les couper en deux, y ajouter le sel, le poivre et le thym. Pour la sauce du surimi, mélanger le yaourt avec l'aneth, le sel et le poivre.

Chapitre 17

LE RÉGIME RAPIDE 900 KILOCALORIES PAR JOUR

Rapide parce que, en l'appliquant, on perd entre trois et quatre kilos tous les quinze jours le premier mois, puis deux à trois toutes les deux semaines les mois suivants. Rapide aussi parce qu'il convient de ne pas y recourir sur le long terme. Dans la mesure où il est drastique et monotone, il fait baisser l'appétit mais contient en lui le danger d'avoir un effet rebond par lassitude – traduction : on craque et on mange n'importe quoi –, et d'en briser les résultats. À pratiquer donc avec sérieux et modération sans dépasser six semaines.

Les principes de base

MATIN

• Café, thé, eau, infusion à volonté, sans sucre, ou avec édulcorant de synthèse.

• 1 yaourt à 0 % de matière grasse sans sucre ou avec édulcorant de synthèse **ou aliment équivalent *(source de protéines)***

MATINÉE

Café, thé, eau, infusion à volonté, sans sucre, ou avec édulcorant de synthèse).

DÉJEUNER

• Crudités, avec à volonté citron, vinaigre, moutarde, échalotes, oignons, fines herbes ***(source de fibres crues)***.

• 125 g de viande maigre, dégraissée, grillée **ou aliment équivalent *(source de protéines)***.

• Légumes verts à l'eau, nature ***(source de fibres cuites)***.

• 1 yaourt à 0 % de matière grasse sans sucre ou avec édulcorant de synthèse en poudre ou liquide **ou aliment équivalent *(source de protéines)***.

• 150 g de fruits ***(source de sucres et fibres)***.

APRÈS-MIDI

• Café, thé, eau, infusion à volonté, sans sucre, ou avec édulcorant de synthèse.

DÎNER

• Crudités avec à volonté citron, vinaigre, moutarde, échalotes, oignons, fines herbes ***(source de fibres crues)***.

• 125 g de viande maigre, dégraissée, grillée ou équivalence **ou aliment équivalent** ***(source de protéines)***.

• Légumes verts à l'eau, nature à volonté ***(source de fibres cuites)***.

• 1 yaourt à 0 % **ou aliment équivalent.**

• 150 g de fruits ***(source de sucres et fibres)***.

Pour en savoir – et mettre en pratique – plus

J'ai déjà indiqué : au début d'un régime, il est fréquent de vouloir aller très vite, gonflé par une telle motivation que l'on se sent capable de faire des efforts suffisamment importants afin d'obtenir des résultats rapides. Cet ensemble de conseils à 900 calories fait donc partie des propositions intermédiaires permettant de mincir relativement rapidement tout en bénéficiant d'une quantité de nourriture suffisante pour ne pas être trop fatigué. Néanmoins, répétons-le, il n'est pas recommandé de le suivre sur de longues périodes, sous peine de voir notre élan brisé par la grande lassitude et de subir les affres du découragement.

Dans les régimes et menus qui vont suivre, il n'y aura pas une très grande variété alimentaire mais des suggestions et recettes pour essayer de manger le plus convenablement possible avec les aliments autorisés.

Au petit déjeuner, il suffit d'apporter un laitage sous forme d'un yaourt à 0 % de matière grasse sans sucre ou d'utiliser les formules d'équivalences soumises. Ainsi on peut avaler un verre de lait, manger un fromage blanc à 0 %, ou toute autre variété de laitage ne contenant pas de matière grasse. Pour éviter la monotonie, on peut répartir les aliments différemment et, parfois, extraire du repas du midi ou du soir un fruit voire quelques crudités à consommer le matin si on se sent fatigué.

Par ailleurs, en guise de boissons, je vous recommande de consommer sans réserve des infusions, du café, du thé, sans sucre évidemment, ou d'utiliser encore une fois des bouillons de légumes parce qu'ils sont riches en minéraux et en vitamines, qu'ils coupent l'appétit et donnent ainsi une fausse sensation de manger... à toute heure.

J'ai essayé de vous proposer quelques menus originaux.

Les sauces pour crudités ne contiennent bien sûr aucune matière grasse, sauf à faire le choix d'utiliser des vinaigrettes allégées (2 cuillerées à soupe au maximum pour des vinaigrettes autour de 250-300 kcal/100 g contrairement à celles qui seront proposées par la suite).

N'hésitez pas, non plus, à abuser des condiments, des herbes, du citron, du bouillon aromatisé afin de donner un peu de goût aux aliments et aux légumes nature. Enfin, laissez-vous emporter par le doux plaisir de maigrir qui va peu à peu se substituer au plaisir de manger.

Encore une fois, les formules du midi et du soir peuvent s'intervertir et il est possible de fractionner un repas en plusieurs petites collations à prendre dans la matinée ou dans l'après-midi à votre guise.

Une étude récente ayant montré qu'on n'obtenait pas plus de résultats avec un régime restrictif sur une longue période qu'avec le même régime restrictif coupé par des séquences d'un autre plus facile, vous pouvez donc alterner des jours à 900 calories et d'autres à 1 400 calories, voire combiner en plus avec le régime soupe.

J'ai enfin tenu à varier les fromages ou les crudités pour souligner l'importance des palettes de choix pour certains produits. Ils procurent un peu de fraîcheur à certains régimes trop tristes et aident à apprivoiser des goûts nouveaux. Bien entendu, il est parfois plus économique de consommer le même fromage... à choisir selon votre bon plaisir !

Des idées pour plusieurs jours

Menus [1]

Premier jour

Déjeuner : 1/2 pamplemousse sans sucre (plus édulcorant), filet de cabillaud avec sa julienne de légumes en

1. Les recettes font suite aux menus.

papillote, 1 yaourt nature 0 % (plus édulcorant), 3 clémentines.

Dîner : 200 g de salade de cœurs de palmiers avec 1 cuillère à soupe de sauce crudité diététique, 150 g d'escalope de dinde grillée, 300 g de côtes de blettes natures, 25 g de camembert, 150 g de compote de fruits sans sucre ajouté.

Deuxième jour

Déjeuner : 200 g de salade Aïda, 125 g de rôti de bœuf maigre au four sans matière grasse, 300 g de salsifis sans matière grasse, 100 g de fromage blanc 0 %, 1 pomme.

Dîner : 150 g de radis nature, 2 tranches de jambon blanc dégraissé et découenné, 300 g de brocolis (avec une pointe de fromage blanc 0 %), 25 g de saint-paulin, 1 orange.

Troisième jour

Déjeuner : 200 g de carottes et céleri râpé avec sauce crudité diététique (1 cuillère à soupe), 125 g d'escalope de veau grillée, 300 g de haricots verts à l'eau nature, 1 yaourt nature 0 % (plus édulcorant), 150 g de compote de fruits sans sucre ajouté.

Dîner : betterave crue à la pomme, une omelette (2 œufs) à l'oseille sans matière grasse, 25 g de tomme noire, 1 poire.

Quatrième jour

Déjeuner : 200 g de concombres à la ciboulette (plus une pointe de fromage blanc 0 %), 200 g d'ailes de raie au vinaigre de cidre, 300 g de courgettes nature, 1 yaourt nature 0 % (plus édulcorant), 150 g d'ananas.

Dîner : 150 g de chou-fleur avec filet de vinaigre ou jus de citron, 125 g de steak de cheval grillé, 300 g de céleri branche nature, 25 g d'emmental, 1 pomme cuite au four sans sucre.

Cinquième jour

Déjeuner : 150 g de salade de chou rouge et blanc avec vinaigrette allégée, 125 g de rôti de porc maigre, 300 g de carottes Vichy à l'eau, 1 orange givrée.

Dîner : 150 g de cœurs d'artichaut avec sauce crudité diététique (1 cuillère à soupe), 25 g de rosbif grillé, 2 tomates à la provençale sans matière grasse, 25 g de bleu, 150 g de compote de fruits sans sucre ajouté.

Sixième jour

Déjeuner : 150 g de salade d'endives nature, papillote de blanc de poulet et sa fondue de poireaux, 1 yaourt nature 0 % (plus édulcorant), 2 kiwis.

Dîner : 200 g de salade tomate-concombre-salade-poivrons avec vinaigrette allégée, 100 g d'épaule d'agneau, 300 g de navets à l'eau, 25 g de Bonbel, 2 mandarines.

Septième jour

Déjeuner : 2 tomates à la ciboulette, 125 g de pintade au four sans matière grasse, 300 g de champignons, bavarois aux fruits.

Dîner : 1 bol de potage carotte-céleri (sans pommes de terre et sans matière grasse), 125 g de filet de colin au court bouillon, 300 g d'épinards nature (plus pointe de fromage blanc 0 %), 25 g de Saint-Moret, 1 grappe de raisin (120 g).

Huitième jour

Déjeuner : 150 g de batavia au yaourt, 125 g de foie de veau grillé à l'ail, 300 g de purée de potiron, 1 yaourt nature 0 % (plus édulcorant), 1 orange.

Dîner : 200 g de haricots verts cuits à la vinaigrette allégée, 100 g de thon grillé avec herbes et jus de citron, 300 g d'aubergines nature, 25 g de Babybel, 150 g de compote de fruits sans sucre ajouté.

Neuvième jour

Déjeuner : 150 g de brocolis avec vinaigrette allégée et jus de citron, 100 g de filet mignon de porc maigre, 300 g de cœurs de céleri nature, 100 g de fromage blanc 0 %, 3 clémentines.

Dîner : 1 bol de potage au cresson, 125 g d'escalope de poulet grillée, 300 g de haricots beurre nature, 25 g de cousteron, 150 g de salade de fruits à la menthe.

Dixième jour

Déjeuner : 200 g d'asperges en salade nature, 150 g de filet de merlan à la portugaise (dont 250 g de légumes), 1 yaourt nature 0 % (plus édulcorant), 150 g de compote de fruits sans sucre ajouté.

Dîner : 200 g de céleri rave râpé à la sauce aux herbes (1 cuillère à soupe), 100 g de brochette d'agneau à la moutarde, 300 g de chou-fleur nature, 30 g de fromage de chèvre, 150 g d'ananas.

Onzième jour

Déjeuner : 200 g de carottes au pamplemousse, 125 g de rôti de veau, 300 g d'endives nature, 100 g de fromage blanc 0 %, 150 g de figues fraîches.

Dîner : 200 g de betterave cuite à la ciboulette, 125 g de rumsteck grillé, 300 g de courgette à l'ail nature, 25 g de parmesan, 150 g de mangue.

Douzième jour

Déjeuner : salade de tomate nature (2 tomates), 125 g de lapin à la moutarde, 300 g de brocolis nature, 1 yaourt nature 0 % (plus édulcorant), 1 poire.

Dîner : 200 g de radis nature, 125 g d'émincé de dinde, 300 g de carotte-poireau-navet à l'eau, 25 g comté, 1 pomme.

Treizième jour

Déjeuner : 200 g de salade de concombre et poivrons à la sauce crudité diététique (1 cuillère à soupe), 125 g de filet de sole au court-bouillon, 300 g d'oseille nature, 100 g de fromage blanc 0 %, 150 g de compote de fruits sans sucre ajouté.

Dîner : 200 g de salade tropicale, 2 œufs pochés avec fines herbes, 300 g de haricots verts nature, 25 g de fromage frais nature, 2 kiwis.

Quatorzième jour

Déjeuner : 150 g de salade d'endives aux pommes (1/2 pomme), 100 g de caille au four, 300 g de salsifis natures, 1 poire au yaourt.

Dîner : 150 g de champignons à la sauce aux herbes (1 cuillère à soupe), 100 g de jambon fumé grillé, 300 g de purée de carottes, 25 g de tomme blanche, 150 g de goyave.

Quinzième jour

Déjeuner : 200 g de fond d'artichaut et cœur de palmier en salade avec vinaigrette allégée, 125 g de bavette grillée, 300 g de tomates et aubergines, 1 yaourt nature 0 % (plus édulcorant), 1 pomme meringuée.

Dîner : 1/2 pamplemousse sans sucre (plus édulcorant), 125 g d'escalope de veau grillé, 300 g de céleri rave nature, 30 g de fromage ail et fines herbes plus 1 cracker, 1 grappe de raisin (120 g).

Seizième jour

Déjeuner : concombre au yaourt, 125 g de filet de rouget grillé avec un coulis de tomates au basilic, 300 g d'épinards nature, 100 g de fromage blanc 0 %, 150 g de compote de fruits sans sucre ajouté.

Dîner : 1 bol potage julienne de légumes, 2 tranches de jambon blanc dégraissé et découenné, 300 g de choux de Bruxelles nature, 25 g de camembert, 1 orange.

Dix-septième jour

Déjeuner : 150 g de salade de radis-maïs-tomate avec sauce crudité allégée (1 cuillère à soupe), 125 g d'émincé de poulet, 300 g de courgettes et carottes nature, milk-shake aux fruits.

Dîner : 150 g de salade verte à la vinaigrette allégée, lieu (150 g) en papillote au fenouil (300 g), 25 g de Babybel, 150 g de litchis.

Dix-huitième jour

Déjeuner : 150 g de macédoine à la vinaigrette allégée, 125 g de rôti de dinde, 300 g de côtes de blettes nature, 100 g de fromage blanc 0 %, 3 clémentines.

Dîner : 150 g de chou rouge nature, gratin d'aubergines à la viande, 1 poire cuite sans sucre.

Dix-neuvième jour

Déjeuner : 200 g de salade aux haricots verts, 125 g de cuisse de lapin rôtie avec moutarde, 300 g de choupommes nature, 1 yaourt nature 0 % (plus édulcorant), 150 g de compote de fruits sans sucre ajouté.

Dîner : 150 g de carottes râpées à la vinaigrette allégée, 150 g de limande au court-bouillon, 300 g de poireaux nature, 25 g de coulommiers, 150 g d'ananas.

Vingtième jour

Déjeuner : 150 g de brocolis et chou-fleur et jus de citron, 100 g de filet de bœuf en papillote, 300 g de salsifis nature, 100 g de fromage blanc 0 %, 1 pomme.

Dîner : 1 bol de velouté de potiron (sans matière grasse), 125 g de foie de veau grillé, 300 g de champignons aux échalotes, 25 g d'édam, 2 kiwis.

Vingt et unième jour

Déjeuner : 150 g de salade de tomates et poivrons à la sauce crudité diététique (1 cuillère à soupe), 100 g de gigot d'agneau dégraissé, 300 g d'endives nature, 200 g de salade de fruits au fromage blanc.

Dîner : 200 g de salade d'asperge et haricots verts avec 1 cuillère à soupe de sauce aux herbes, 150 g de daurade grillée, 250 g de petits pois-carottes, 25 g de Carré frais demi-sel, 2 mandarines.

★

Recettes

• Filet de cabillaud avec sa julienne de légumes en papillote :

Ingrédients : 150 g de filet de cabillaud (frais ou surgelé), 100 g de carottes, 100 g de courgettes, 100 g de céleri, 1/2 oignon, 1 cuillère à soupe de fromage blanc 0 %, jus d'1/2 citron, sel, poivre, persil.

Préchauffer le four au thermostat 6.

Éplucher et laver les légumes (carottes, courgettes, céleri). Les couper en bâtonnets fins. Ajouter l'oignon au mélange de légumes pour relever le goût. Couper un carré de papier aluminium ou papier cuisson. Placer une bonne moitié des légumes sur ce papier, ensuite recouvrir les légumes du filet de cabillaud. Disposer le reste de légumes sur le poisson. Saler, poivrer et parsemer de persil haché. Terminer par arroser de jus de citron. Fermer bien hermétiquement et mettre au four environ 30 minutes. En fin de cuisson ouvrir la papillote et ajouter 1 cuillère à soupe de fromage blanc. Servir aussitôt.

• Sauce crudité diététique :

Utiliser un fromage blanc 0 % ou un yaourt nature 0 % et assaisonner avec du jus de citron ou du vinaigre, du sel et poivre et avec des fines herbes (ciboulette, persil...).

• Salade Aïda :

Pour 1 personne.

Ingrédients : 50 g de macédoine, 1 tomate moyenne, 50 g de poivrons, 50 g de fond d'artichaut, 1 cuillère à café d'huile, 1 cuillère à café d'eau, 1 cuillère à café de vinaigre, 1 filet de jus de citron, moutarde, sel, poivre.

Laver et préparer les légumes en les coupant en petits morceaux. Mélanger le tout. Préparer la sauce en mélangeant l'huile, l'eau, le vinaigre, le jus de citron, le sel, poivre et moutarde. Verser la sauce sur les légumes et servir frais.

• Vinaigrette allégée :

Pour 1 personne.

Mélanger 1 cuillère à café d'huile, 1 cuillère à café de vinaigre et 1 cuillère à café d'eau. Saler, poivrer et assaisonner en fonction du goût (moutarde, échalote, ciboulette, herbes...).

• Betterave crue à la pomme :

Ingrédients : 150 g de betterave crue, 1/2 pomme, jus de citron, vinaigre, 1 cuillère à café d'huile de noix, sel, poivre, persil haché.

Laver et peler la betterave. Laver et couper la pomme en quartiers. Les râper. Dans un saladier, mélanger jus de citron, vinaigre, sel, poivre, et un léger filet d'huile. Ajouter la betterave et la pomme râpée. Bien mélanger puis parsemer de persil haché. Servir frais.

• Ailes de raie au vinaigre de cidre :

Pour 1 personne.

Ingrédients : 1 litre d'eau, 800 g d'ailes de raie, 1 carotte, 65 ml de vinaigre de cidre, 4 échalotes, 1 oignon, 2 cuillères à soupe de câpres, 2 gousses d'ail, 10 g beurre, persil, bouquet garni, sel et poivre.

Peler et laver la carotte puis la couper en rondelles.

Éplucher et émincer l'oignon. Dans un fait-tout, préparer un court-bouillon avec la carotte, le bouquet garni, sel et poivre. Laver les ailes de raies et les faire pocher 5 minutes dans le court-bouillon. Les retirer à l'aide d'une écumoire, égoutter et réserver au chaud. Peler et émincer l'ail, les échalotes. Mixer l'ail, les échalotes et le persil afin d'obtenir un hachis grossier. Faire fondre le beurre dans une poêle antiadhésive et y faire revenir le hachis. Mouiller avec le vinaigre, ajouter les câpres et laisser mijoter quelques minutes. Dresser les ailes de raie sur le plat de service et napper avec la sauce. Déguster aussitôt.

• Orange givrée :

Pour 1 personne.

Ingrédients : 1 orange, 50 g de fromage blanc à 0 %, 2 cuillères à café d'édulcorant en poudre.

Découper l'extrémité de l'orange pour en faire un chapeau. Vider le fruit de sa chair à l'aide d'un couteau et d'une petite cuillère. Placer l'écorce et le chapeau au congélateur.

Mixer la pulpe après avoir retiré les pépins, y ajouter le fromage blanc et l'édulcorant. Placer au congélateur 1/2 heure puis verser dans les écorces givrées. Faire prendre une heure au congélateur. Au moment de servir, poser le chapeau sur l'orange givrée.

• Papillote de blanc de poulet et sa fondue de poireaux :

Ingrédients : 125 g d'escalope de poulet, 300 g de blancs de poireaux, 1 petite noisette de margarine ou un petit filet d'huile, estragon, 1 rondelle de tomate, citron,

1 cuillère à café de fond de volaille dégraissé dilué dans un demi-verre d'eau, sel, poivre.

Préchauffer le four au thermostat 7.

Laver et émincer finement les blancs de poireaux. Les faire revenir avec la matière grasse dans une poêle antiadhésive, saler et poivrer. Presser le citron. Découper un carré de papier de cuisson et y déposer un lit de poireaux. Saisir l'escalope dans une poêle bien chaude sans matière grasse (environ 2 minutes de chaque côté). Ensuite, poser l'escalope sur les poireaux, ajouter une rondelle de tomate, une cuillère de citron pressé, le sel et le poivre. Mélanger le fond de volaille dilué avec l'estragon et le zeste de citron râpé. Napper l'escalope de poulet et fermer hermétiquement la papillote. Mettre au four pour environ 15 minutes.

• Bavarois aux fruits :

Pour 1 personne.

Ingrédients : 100 à 150 g de fruits épluchés, 50 g de fromage blanc à 0 %, 1 cuillère à soupe d'édulcorant en poudre, 1 blanc d'œuf monté en neige, 1 feuille de gélatine.

Mixer les fruits avec le fromage blanc et l'édulcorant. Faire ramollir la feuille de gélatine dans un bol d'eau froide. Essorer la gélatine et la dissoudre ensuite dans un quart de verre d'eau bouillante. Ajouter cette gélatine au mélange de fruits en filet en remuant vivement. Ajouter ensuite délicatement le blanc battu en neige ferme. Verser dans une coupe à dessert et laisser prendre au moins 2 heures au réfrigérateur.

• Batavia au yaourt :

Pour 4 personnes.

Ingrédients : 1 batavia, 1 yaourt nature 0 %, jus d'1/2 citron, quelques branches d'aneth, sel, poivre.

Enlever les feuilles abîmées et ôter la partie dure qui se trouve près du trognon de la batavia. Détacher les feuilles, les laver et les essorer. Hacher grossièrement les feuilles de salade à l'aide d'un couteau. Mélanger dans un saladier le jus de citron avec le sel, le poivre, le yaourt. Hacher l'aneth et l'ajouter à la sauce. Ajouter la salade et mélanger doucement.

• Salade de fruits à la menthe :

Pour 1 personne.

Ingrédients : jus de citron, 150 g de fruits, 4 à 5 feuilles de menthe, édulcorant (utilisable pour la cuisson).

Faire un sirop avec eau, jus de citron et édulcorant. Ajouter les feuilles de menthe (en réserver une pour la décoration) et laisser le sirop refroidir. Laver et préparer les fruits (retirer les noyaux). Couper en lamelles et les répartir dans une coupe ou assiette creuse. Arroser de sirop bien froid et décorer avec la feuille de menthe restante. Servir aussitôt.

• Filet de merlan à la portugaise :

Pour 4 personnes.

Ingrédients : 1 kg de filets de merlan, 4 grosses tomates, 125 g d'oignons, 125 g de champignons, 15 cl de bouillon de légumes, sel, poivre.

Peler et hacher les oignons. Couper les tomates en fines rondelles après les avoir lavées. Nettoyer les champignons et les couper en lamelles. Dans un plat allant au four, mettre le hachis d'oignon, les champignons et la moitié des tomates. Poser les filets de merlan dessus. Saler et poivrer, puis couvrir avec le restant de tomates. Arroser avec le bouillon de légumes.

Faire cuire à four chaud pendant 35 minutes. Servir aussitôt.

• Sauce aux herbes :

Pour 4 personnes.

Ingrédients : 1 bouquet de fines herbes (persil, aneth, cerfeuil, ciboulette, basilic, estragon...), jus d'1/2 citron, 1 échalote, 1 yaourt brassé 0 %, sel, poivre.

Faire dissoudre le sel et le poivre dans le jus de citron. Verser le yaourt en fouettant bien. Émincer finement l'échalote et l'ajouter à la sauce. Laver les herbes, les essuyer et les hacher finement. Puis mettre les herbes dans la sauce et vérifier l'assaisonnement.

• Carottes au pamplemousse :

Ingrédients : 400 g de carottes, 2 petits pamplemousses, jus d'1 citron, 1 yaourt nature 0 %, persil, sel, poivre.

Peler les carottes, les laver, les essuyer et les râper. Disposer sur un plat de service. Peler les pamplemousses, les détacher en quartiers, retirer les peaux blanches et les pépins et les disposer sur le lit de carottes râpées. Dans un bol, battre au fouet le yaourt, le jus de citron, le sel et le poivre. Laver le persil, l'essuyer et le hacher finement. Napper les pamplemousses et les carottes de sauce et saupoudrer de persil haché. Servir bien frais.

• Lapin à la moutarde :

Pour 4 personnes.

Ingrédients : 2 râbles de lapin, 2 grosses tomates pelées, 1 verre de moutarde, sel, poivre.

Parer les râbles de lapin si nécessaire, les couper en morceaux et les badigeonner largement de moutarde. Faire doucement fondre les tomates coupées en tranches dans une cocotte avec sel et poivre. Ajouter ensuite les râbles. Laisser cuire environ 35 minutes à couvert en remuant de temps en temps. Servir très chaud.

• Salade tropicale :

Pour 6 personnes.

Ingrédients : 1 boîte de maïs en grains, 6 tranches d'ananas, 1 poivron rouge, 1 poivron vert, 6 bâtonnets de surimi, 1 cuillère à soupe d'huile, 1 cuillère à soupe d'eau, jus de 2 citrons, sel, poivre.

Égoutter les grains de maïs, couper en 6 chaque tranche d'ananas. Couper les poivrons en dés après avoir enlevé les queues et les graines. Couper chaque bâtonnet de surimi en 4. Préparer un assaisonnement avec l'huile, l'eau, le jus de citron, le sel et le poivre. Mettre dans un saladier le maïs, l'ananas, les poivrons et le surimi. Arroser avec la sauce et mélanger. Servir bien frais.

• Poire au yaourt :

Pour 1 personne.

Ingrédients : 1 poire, environ 1 cuillère à café d'édulcorant utilisable en cuisson, 1 pincée de cannelle en poudre, 1/2 yaourt 0 % à la vanille, 10 g fromage blanc 0 %.

Peler la poire en la laissant entière. La mettre dans un récipient allant au micro-ondes. Saupoudrer d'édulcorant et cannelle. Mouiller avec un peu d'eau et couvrir. Faire cuire environ 8 minutes au micro-ondes à la puissance maximale. Laisser refroidir et égoutter. Battre le yaourt et fromage blanc ensemble. Napper la poire de cette préparation.

• Pomme meringuée :

Pour 1 personne.

Ingrédients : 1 pomme, 1/2 blanc d'œuf, 1 cuillère à café d'édulcorant en poudre, vanille ou cannelle ou citron.

Faire une compote avec la pomme et les aromates et un peu d'eau dans une casserole. Battre le blanc d'œuf en neige ferme puis y ajouter l'édulcorant petit à petit. Mélanger en soulevant délicatement de bas en haut pour ne pas faire retomber le blanc. Disposer la compote dans un ramequin, meringuer la surface avec le blanc en neige et passer au four chaud environ 15 minutes pour faire prendre la couleur.

• Concombre au yaourt :

Pour 1 personne.

Ingrédients : 1/4 de concombre, 1/2 yaourt brassé 0 %, filet de jus de citron, ail haché, sel, poivre.

Éplucher le concombre, le couper en 2 dans le sens de la longueur. Saupoudrer les deux moitiés de sel et laisser dégorger au moins 30 minutes. Quand le concombre a perdu son eau, le râper grossièrement et mettre dans un saladier. Ajouter le yaourt et bien mélanger. Mettre ensuite l'ail haché, le jus de citron, le sel et le poivre. Mélanger à nouveau et placer au réfrigérateur jusqu'au moment de servir.

• Coulis de tomates au basilic :
Pour 4 personnes.
Ingrédients : 500 g de tomates, 1 cuillère à café de basilic frais, 1 oignon finement émincé, 1 pointe d'ail, sel, poivre, 1 cuillère à soupe d'huile d'olive.
Faire fondre l'oignon et l'ail dans l'huile d'olive. Ajouter les tomates pelées et épépinées, le sel et le poivre.
Laisser mijoter 15 minutes puis mixer le tout.
Ajouter le basilic juste avant de servir.

• Milk-shake aux fruits :
Pour 1 personne.
Ingrédients : 100 à 150 g de fruits (fruits rouges, ananas...), 1/8 litre de lait écrémé, 1 cuillère à soupe rase d'édulcorant, 1/2 cuillère à soupe de jus de citron, 2 cuillères à soupe de glace pilée (environ 2 petits glaçons).
Peler les fruits et les couper grossièrement. Les placer dans un mixeur avec le lait, l'édulcorant, le jus de citron et la glace pilée. Mixer l'ensemble quelques secondes et servir dans un verre frais.

• Gratin d'aubergine à la viande :
Pour 6 personnes.
Ingrédients : 2 kg d'aubergines, 4 oignons, 4 gousses d'ail, 600 g de viande hachée, 2 cuillères à soupe de concentré de tomate, persil, 60 g de parmesan râpé, sel et poivre.
Éplucher les aubergines, les couper dans le sens de la largeur en rondelles de 1 centimètre d'épaisseur. Les mettre à cuire 15 minutes environ à la vapeur. Faire chauffer une poêle. Y mettre le concentré de tomate et le persil haché avec l'oignon et l'ail finement hachés. Laisser cuire 5 minutes en remuant. Ajouter ensuite la

viande déjà cuite, saler et poivrer, et laisser sur feu doux pendant 5 minutes. Allumer le four thermostat 6-7. Dans un plat à gratin, disposer une couche d'aubergines (la moitié) puis une couche de farce (la moitié) et encore une couche de chaque. Saupoudrer de fromage râpé. Mettre 30 minutes au four et servir chaud.

• Salade de haricots verts :
Pour 4 personnes.
Ingrédients : 1 cœur de laitue, 1 botte de cresson, 150 g de haricots verts, 100 g de champignons de Paris, persil, ciboulette, cerfeuil, 200 g de yaourt nature 0 %, 1 cuillère à soupe de jus de citron, sel, poivre.

Effeuiller la laitue et le cresson, retirer les parties dures de la salade et du cresson. Les laver et les essorer. Laver les haricots verts et les faire blanchir 5 minutes dans de l'eau bouillante salée. Les passer sous l'eau froide et les égoutter. Nettoyer les champignons et les couper en lamelles. Laver les herbes et les hacher finement. Mélanger le yaourt et les fines herbes, arroser de jus de citron, saler et poivrer. Disposer tous les légumes sur les assiettes et napper de sauce.

• Filet de bœuf en papillote :
Pour 4 personnes.
Ingrédients : 600 g de filet de bœuf, 1 gousse d'ail pelée, thym, romarin, marjolaine, 2 petits oignons, sel, poivre.

Frotter la viande à l'ail, la saler et la poivrer. Poser la viande sur une feuille d'aluminium. Mettre le thym, le romarin et la marjolaine sur le filet et refermer la feuille d'aluminium sur le tout. Glisser au four chaud thermostat 6. Faire cuire 20 minutes. Laisser reposer la viande 10 minutes. Placer dans une poêle les oignons émincés. Ouvrir la papillote et mouiller les oignons avec le fond de cuisson de la viande. Porter à ébullition et assaisonner. Découper le filet en tranches et napper de sauce avant de servir.

• Salade de fruits au fromage blanc :

Pour 6 à 8 personnes.

Ingrédients : (fruits selon saison), 200 g de pêches, 200 g d'abricots, 200 g de poires, 200 g de brugnons, 200 g de fraises, 200 g de framboises, 200 g de chair de melon, 500 g de fromage blanc 0 %, 1 cuillère à soupe de rhum (ou autre arôme), 1 cuillère à soupe bombée d'édulcorant en poudre.

Peler tous les fruits et enlever pépins et noyaux. Couper en dés et mettre dans un saladier. Mélanger le fromage blanc avec le rhum et l'édulcorant. Verser cette crème sur les fruits. Mélanger doucement et mettre au frais jusqu'au service.

Un zeste d'excentricité

Les régimes à 900 calories étant plutôt tristes, de temps en temps il est amusant de les dénaturer, un peu à la façon d'une surprise que l'on s'accorde soi-même.

Certes, il convient de ne pas abuser de ce genre de techniques mais elles sont intéressantes pour rendre plus ludiques – en tout cas moins rébarbatives – les périodes de régime. À la façon d'un jogging qui aide à changer de rythme !

Vous allez donc, dans les pages suivantes, disposer de deux autres formules de régimes à 900 calories. La première est une version sucrée, incorporant des glucides complexes et des glucides rapides sous forme de fruits, qui privilégie le petit déjeuner au repas du soir ramené à un repas frugal. Son but : s'adresser à ceux qui ne supportent pas le manque de sucre dans les régimes et mangent peu le soir, à ceux qui ont en outre peu de temps puisqu'elle est extrêmement rapide à réaliser dans la mesure où elle a recours à des ingrédients de base sans recettes à préparer ! Pour les tartes allégées évoquées, acheter une pâte brisée déjà prête, napper avec un à deux pots de compote du fruit que vous allez utiliser, découper en tranches fines 4 à 6 fruits, les dresser puis les passer au four. Édulcorer avec un édulcorant en poudre si nécessaire après la cuisson !

Bien entendu vous pouvez changer les fruits, les légumes et les protéines en fonction des listes d'équivalences, votre goût restant maître de vos choix !

★

Menus [1]

Premier jour

Petit déjeuner : 60 g de pain, 1 œuf à la coque.

Déjeuner : 200 g de cabillaud au four, purée de brocolis, 100 g de raisins.

Dîner : 200 g de fromage blanc 0 %, 1 mangue.

1. Les recettes font suite aux menus.

Deuxième jour

Petit déjeuner : 2 biscottes complètes, 1 yaourt 0 %, 25 g de fromage.

Déjeuner : 125 g de steak haché grillé, 100 g de maïs poêlé, 1 pomme.

Dîner : 100 g de fromage blanc 0 %, 100 g de raisin.

Troisième jour

Petit déjeuner : 30 g de pain, 25 g de fromage, 125 g de fromage blanc 0 %.

Déjeuner : 150 g de lapin au four à la moutarde, aubergines grillées, 1 poire.

Dîner : 2 yaourts à 0 %, 1 compote de pomme vanillée.

Quatrième jour

Petit déjeuner : 30 g de pain, 1/2 tranche de jambon, 1 yaourt 0 %.

Déjeuner : 2 œufs à la coque, carottes Vichy, 200 g de mangue.

Dîner : 250 g de fromage blanc 0 %, 200 g de litchis en boîte sans le sirop.

Cinquième jour

Petit déjeuner : 60 g de pain, 1/2 tranche de jambon.

Déjeuner : 200 g de surimi, 1 salade tomate-concombre, 2 clémentines.

Dîner : 50 g de gruyère, 1 part de tarte allégée aux pommes.

Sixième jour

Petit déjeuner : 2 crispolls, 250 g de fromage blanc 0 %.

Déjeuner : 200 g de coquilles Saint-Jacques en brochettes, courgettes ail-persil, 1/2 pamplemousse.

Dîner : 250 g de fromage blanc 0 %, ananas.

Septième jour

Petit déjeuner : 1 œuf à la coque, 25 g de fromage à moins de 50 g de matière grasse, 1 yaourt 0 %.

Déjeuner : 1 truite en papillote, purée de céleri, 1/2 banane.

Dîner : 1 bol de lait tiède, 2 pommes.

Huitième jour

Petit déjeuner : 80 g de pain, 1 bol de lait (à 0 %) tiède.

Déjeuner : 2 œufs brouillés, champignons, 1 orange.

Dîner : 3 yaourts 0 %, 2 oranges.

Neuvième jour

Petit déjeuner : 1 tranche de jambon, 1 yaourt 0 %.

Déjeuner : 1 tranche de saumon fumé, poireaux vapeur, 1/4 d'ananas.

Dîner : 300 g de fromage blanc 0 %, 1 compote de fruits mélangés.

Dixième jour

Petit déjeuner : 2 œufs à la coque, 30 g de pain.

Déjeuner : 1 filet de dinde grillé épicé à la poudre tandoori, purée de carottes, 100 g de raisins.

Dîner : 1 bol de lait tiède (0 %), 1 part de tarte allégée aux poires.

Onzième jour

Petit déjeuner : 1 pain suédois, 25 g de fromage à moins de 50 g de matière grasse.

Déjeuner : 1 yaourt 0 %. 150 g de foie de volailles ou foie de veau grillé, 1 assiette d'épinards, 1 pomme.

Dîner : 2 yaourts 0 %, salade d'oranges avec de la fleur d'oranger.

Douzième jour

Petit déjeuner : 1/2 tranche de jambon, 250 g de fromage blanc 0 %.

Déjeuner : Carottes râpées, 2 tomates farcies avec 150 g de farce maigre, 1 orange.

Dîner : 50 g de fromage, 1 part de tarte allégée à la rhubarbe.

Treizième jour

Petit déjeuner : 60 g de pain, 1 œuf coque.

Déjeuner : Endives braisées au citron, 100 g de poulet grillé, 1/2 banane.

Dîner : 1 bol de lait tiède (0 %), 1 compote de fruits.

Quatorzième jour

Petit déjeuner : 1 petit pain suédois, 3 yaourts 0 %.

Déjeuner : 1 sole grillée, tomates au four, 2 clémentines.

Dîner : 300 g de fromage blanc 0 %, 1 pamplemousse.

Vive les féculents

On peut, dans le même esprit, créer un régime – aussi surprenant que cela puisse paraître – avec des féculents. Voici des conseils pour jongler avec eux et d'autres aliments tout en consommant seulement 900 calories par jour !

Dans cette formule les glucides complexes sous forme de féculents sont en fait favorisés le soir afin d'apaiser les tensions de faim nocturnes et de favoriser l'endormissement !

Attention toutefois : 15 jours suffisent largement. Sinon...

★

Menus

Premier jour

Petit déjeuner : 40 g de pain, plus 3 cuillères à café de miel, plus 1 thé ou café au lait écrémé.

Déjeuner : 150 g de viande grillée, légumes à l'eau ou crudités sans huile ou potage (sans matière grasse ou féculents) au choix à volonté, 1 orange.

Dîner : 200 g de blé, 150 g de figues sèches.

Deuxième jour

Petit déjeuner : 1 bol de lait écrémé, 1 banane, 1 infusion.

Déjeuner : 3 œufs durs, légumes à l'eau ou crudités sans huile ou potage (sans matière grasse ou féculents) au choix à volonté, 1 yaourt 0 %, 2 clémentines.

Dîner : 200 g de spaghetti, 2 kiwis.

Troisième jour

Petit déjeuner : 1 thé ou café, 1 fromage blanc 0 %, 2 biscottes, 2 cuillères à café de gelée.

Déjeuner : 200 g de poisson grillé ou poché, légumes à l'eau ou crudités sans huile ou potage (sans matière grasse ou féculents) au choix à volonté, 1 banane.

Dîner : 200 g de riz (ajouter du curry), 1 compote de poire.

Quatrième jour

Petit déjeuner : 1 thé ou café, 2 biscottes, 2 cuillères à soupe de miel, 1 compote.

Déjeuner : 100 g de poulet, légumes à l'eau ou crudités sans huile ou potage (sans matière grasse ou féculents) au choix à volonté, 1 pomme.

Dîner : 200 g de tagliatelles au basilic, 100 g de dattes.

Cinquième jour

Petit déjeuner : 125 g de fromage blanc 0 %, plus 1 fruit, plus 1 cuillère à café de miel.

Déjeuner : 2 tranches de jambon, légumes à l'eau ou crudités sans huile ou potage (sans matière grasse ou féculents) au choix à volonté, 3 clémentines.

Dîner : 200 g de blé, 1 compote de pomme avec de la cannelle.

Sixième jour

Petit déjeuner : 1 thé ou café, 1 brioche de boulanger, 2 cuillères à café de confiture.

Déjeuner : 150 g de steak haché grillé, légumes à l'eau ou crudités sans huile ou potage (sans matière grasse ou féculents) au choix à volonté, 1 pomme et demie.

Déjeuner : 200 g de riz (ajouté du safran), 1 compote de fruits.

Septième jour

Petit déjeuner : 1 thé ou café au lait, plus 2 cuillères à café de miel, plus 1 fine tranche de brioche.

Déjeuner : 9 huîtres, légumes à l'eau ou crudités sans huile ou potage (sans matière grasse ou féculents) au choix à volonté, 1 poire.

Dîner : 200 g de coquillettes, 3 abricots secs.

Huitième jour

Petit déjeuner : 1 infusion ou café, 125 g de fromage blanc 0 %, 1 cuillère à café de miel, 1 compote de pomme.

Déjeuner : 3 tranches de jambon de dinde, légumes à l'eau ou crudités sans huile ou potage (sans matière grasse ou féculents) au choix à volonté, 2 kiwis.

Dîner : 200 g de gnocchis, 1 poire.

Neuvième jour

Petit déjeuner : 1 infusion, 1 compote de poire, 2 yaourts 0 %.

Déjeuner : 150 g de viande rouge à griller, légumes à l'eau ou crudités sans huile ou potage (sans matière grasse ou féculents) au choix à volonté, 1/2 pamplemousse.

Dîner : 200 g de riz blanc, 1 pomme.

Dixième jour

Petit déjeuner : 1 thé vert, 1 verre de lait écrémé, 1 tranche de pain complet, 2 cuillères à café de miel.

Déjeuner : 200 g de poisson poché, légumes à l'eau ou crudités sans huile ou potage (sans matière grasse ou féculents) au choix à volonté, 1 orange.

Dîner : 200 g de tagliatelles, 1 banane.

Onzième jour

Petit déjeuner : 1 thé ou café, 1 bol de lait écrémé, 2 biscottes, 2 clémentines.

Déjeuner : 50 g de gruyère, légumes à l'eau ou crudités sans huile ou potage (sans matière grasse ou féculents) au choix à volonté, 1 banane.

Dîner : 200 g de blé, 1 compote de poire.

Douzième jour

Petit déjeuner : 1 thé ou café, 1 orange, 1 biscotte, 2 cuillères à café de gelée.

Déjeuner : 100 g de thon au naturel, légumes à l'eau ou crudités sans huile ou potage (sans matière grasse ou féculents) au choix à volonté, 1 pomme.

Dîner : 200 g de coquillettes, 1 orange.

Treizième jour

Petit déjeuner : Thé ou café, 1 pain au lait, 2 cuillères à café de miel.

Déjeuner : 1 tranche de saumon (100 g) au four, légumes à l'eau ou crudités sans huile ou potage (sans matière grasse ou féculents) au choix à volonté, 100 g de raisin.

Dîner : 200 g de vermicelle, 2 tranches d'ananas au sirop.

Quatorzième jour

Petit déjeuner : 1 compote de fruits, 1 bol de lait, 1 yaourt 0 %.

Déjeuner : 10 crevettes, légumes à l'eau ou crudités sans huile ou potage (sans matière grasse ou féculents) au choix à volonté, 1/4 d'ananas.

Dîner : 200 g de riz sauvage, 1 banane.

Chapitre 18

LE RÉGIME CONFORT 1 400 KILOCALORIES PAR JOUR

Moins rigoureux, plus axé sur le plaisir, si on le fait bien ce régime peut faire perdre entre 4 et 5 kilos le premier mois puis, selon la nature de chacun, de 3 à 4 kilos par mois. Et si l'on souhaite accélérer la perte de poids, on peut conclure avec le régime rapide précédent.

Et voici les règles de base, suivies de menus et de recettes tout autant efficaces que délicieuses.

Les principes de base

MATIN

• Café, thé, eau, infusion à volonté, sans sucre, ou avec édulcorant de synthèse.

• 2 biscottes ou 30 g de pain (1/8 de baguette) + 10 g de matière grasse (1 portion individuelle du commerce ou 2 cuillerées à café rase) **ou** 5 à 6 cuillerées à soupe de céréales (moins de 400 kcal/100 g) ***(source de sucres)*** dans du lait écrémé.

• 25 g de fromage à moins de 50 % de matière grasse **ou aliment équivalent** ***(source de protéines)***.

• 1 yaourt à 0 % de matière grasse sans sucre ou avec édulcorant de synthèse **ou aliment équivalent** ***(source de protéines)***.

MATINÉE

• Café, thé, eau, infusion à volonté, sans sucre, ou avec édulcorant de synthèse.

DÉJEUNER

• Crudités sans limite **+ 1 cuillerée à soupe d'huile** avec à volonté citron, vinaigre, moutarde, échalotes, oignons, fines herbes ***(source de fibres crues)***.

• 125 g de viande maigre, dégraissée, grillée **ou aliment équivalent** ***(source de protéines)***.

• Légumes à l'eau, sans limite, nature ***(source de fibres cuites)*** + 5 g de beurre.

• 1 yaourt à 0 % de matière grasse sans sucre ou avec édulcorant de synthèse en poudre ou liquide **ou aliment équivalent** ***(source de protéines)***.

• 150 g de fruits ***(source de sucres et de fibres)***.

APRÈS-MIDI

• Café, thé, eau, infusion à volonté sans sucre ou avec édulcorant de synthèse.

DÎNER

• Crudités sans limite + 1 cuillerée à soupe d'huile, avec à volonté citron, vinaigre, moutarde, échalotes, oignons, fines herbes ***(source de fibres crues)*** **ou** 1 potage (100 kilocalories).

• 125 g de viande maigre, dégraissée, grillée **ou aliment équivalent** ***(source de protéines)***.

• 100 g de féculents (3 à 4 cuillerées à soupe) (poids cuit) (pâtes, riz, semoule, pommes de terre) + 5 g de matière grasse ***(source de sucres)***.

• 25 g de fromage à moins de 50 % **ou aliment équivalent** ***(source de protéines)***.

• Légumes à l'eau sans limite, nature à volonté ***(source de fibres cuites)***.

• 150 g de fruits ***(source de sucres et de fibres)***.

Pour en savoir et essayer plus

En plus de ce schéma de conduite, de cette feuille de route si je puis dire du régime à 1 400 calories, voici différents menus et recettes pour aider ceux qui sont en panne d'imagination ou qui peinent à redonner au régime la dimension de plaisir essentielle pour aller jusqu'au bout.

Dans les menus qui suivent, fort nombreux puisque, à 1 400 calories, vous avez le choix, vous allez retrouver des variantes classiques avec des recettes et des aliments « de tous les jours » qui nécessitent peu de temps. Mais vous découvrirez aussi qu'il existe d'autres façons d'améliorer les repas a priori iconoclastes parce qu'elles incluent dans des recettes originales des aliments jusqu'à présent considérés comme tabous. Qui pourrait penser, en effet, que les pâtes ou les pommes de terre peuvent entrer dans un régime ?

En ce qui concerne les petits déjeuners vous pouvez bien entendu utiliser la formule du régime standard telle que vous la voyez dans la présentation initiale. Mais j'ai tenu aussi à montrer qu'il était possible d'en inventer de plus originaux, guère plus difficiles à réaliser dès lors qu'on a pris le temps de faire ses courses auparavant.

Les différentes journées présentées peuvent en outre s'inverser et se mélanger aux menus plus originaux donnés par la suite, notamment pour les déjeuners et les dîners. De cette façon, vous pourrez composer votre régime personnel à partir de ces données. Veiller toutefois à respecter scrupuleusement les quantités énoncées, puisque c'est l'équilibre entre les portions et les aliments qui transforme un repas en moment diététique ou trop copieux.

Redisons-le encore aussi : les boissons qui ne contiennent pas de calories, café, thé, eau, infusion, soda *light*, voire bouillons de légumes, peuvent être consommées à volonté. Les bouillons sont d'ailleurs d'excellents coupe-faim. Il suffit de laisser macérer les légumes avec de l'eau bouillante pendant très longtemps pour que les minéraux et les vitamines se diffusent.

Attention encore : les portions annoncées sont toujours celles indiqués dans le régime de base à 1 400 kcal. À savoir : viande 125 g, poisson 175 g, yaourts ou fromages blanc 125 g (portion individuelle du commerce), fromage 25 g (portion individuelle du commerce), fruit 150 g (voir tableau des équivalences) si elles ne sont pas précisées.

Pour les recettes, il faut aussi respecter les ingrédients et diviser par le nombre de personnes prévues. Les cuissons sont, faut-il le préciser, sans matières grasses pour les légumes. Quant aux pâtes et aux légumes lors des cuissons à l'eau, utiliser des bouillons cubes de viande volaille ou poisson pour leur donner du goût. Récupérer aussi les liquides, réduisez-les et servez-vous en pour cuire ou arroser pendant la cuisson les aliments : les sucs, source des saveurs, sont dedans !

Pour les sauces de salade, il ne faut pas plus d'une demie ou une cuillerée à soupe d'huile ou de crème fraîche. À défaut, ayez recours à une sauce allégée du commerce en vous assurant qu'elle ne dépasse pas 300 calories pour 100 g et prenez en 2 cuillerées à soupe au maximum.

Vous pouvez enfin utiliser les édulcorants à volonté

puisqu'ils sont sans danger quelle que soit la quantité. Existant en pastilles ou en poudre, ils se révèlent très pratiques pour obtenir un goût sucré sans les inconvénients.

*

Sauces

• Vinaigrette diététique de base

Se préparer une base avec :

1 cuillère à soupe d'huile + 2 cuillères à soupe de moutarde + 3 cuillères à soupe d'eau + sel + poivre

Cette base pourra se conserver plusieurs jours au réfrigérateur.

On peut lui ajouter de nombreux ingrédients mixés pour l'émulsionner :

• Tomates mixées (ou jus de carottes ou autres jus de légumes et fruits) + herbes + (éventuellement) 1 yaourt ou fromage blanc.

• Vinaigrette de carottes/vinaigrette au jus de citron :

Ingrédients : 25 cl de jus de carotte, 1/2 cuillère à soupe de moutarde, 2 cuillères à soupe de moutarde à l'estragon, 3 cuillères à soupe de jus de citron, 10 cl de vinaigre de framboise, 1 cuillère à soupe d'huile d'olive, 1 cuillère à soupe d'huile, sel, poivre.

• Vinaigrette au yaourt/mousseline vanille (mayonnaise diététique) :

Ingrédients : 1 pot de yaourt, 150 g de fromage blanc

0 %, 1 cuillère à soupe de vinaigre blanc, 1 jaune d'œuf, 1 cuillère à soupe de moutarde, 3 blancs d'œuf battus en neige, sel, poivre, 1 cuillère à soupe de jus de citron, 1 gousse de vanille, sel, poivre.

• Sauce tomate vinaigrette d'agrumes :
Ingrédients : 1 jus de tomate, 1 jus de pamplemousse, 1 gousse d'ail 1 jus d'orange, 1 cuillère à soupe de cerfeuil, 1 jus de citron, 1 cuillère à soupe de ciboulette, 1 échalote, 1 cuillère à soupe de persil, 2 yaourts 0 %, 1 cuillère à soupe d'estragon, zeste d'un citron, 1 cuillère à café d'huile d'olive, moutarde, sel, poivre.

• Vinaigrette maraîchère :
Ingrédients : 150 g de tomates (centrifugeuse), 3 cuillères à soupe de jus de pamplemousse et/ou citron, 120 g de carottes (centrifugeuse), 1 cuillère à soupe d'huile d'olive, 80 g de céleri (centrifugeuse), sel, poivre.

• Marinade à cru (pour poissons ou crustacés) :
Ingrédients : 1 cuillère à soupe de ciboulette + échalote ciselée, 1 cuillère à soupe de vinaigre de xérès+ et/ou basilic, 1/2 cuillère à soupe de moutarde + et/ou pointe d'ail, sel, poivre.

• Vinaigrette aux herbes :
Ingrédients : vinaigrette au yaourt + cerfeuil + persil + ciboulette + estragon + basilic + menthe mixés.

• Vinaigrette gribiche :
Ingrédients : vinaigrette au yaourt + 1 œuf dur + cornichons + persil + cerfeuil + estragon mixés.

• Vinaigrette ravigote :

Ingrédients : vinaigrette au yaourt + oignons + câpres + persil + cerfeuil mixés.

★

Menus classiques pour 15 jours [1]

Premier jour

Petit déjeuner : 1 crumble diététique (voir recettes végétariennes), 1 yaourt 0 %, 1 clémentine.

Déjeuner : salade de betterave, escalope de veau farcie, 1 pomme.

Dîner : pamplemousse au fromage blanc et aux crevettes, onglet aux échalotes, salade verte, 1 yaourt 0 %.

Deuxième jour

Petit déjeuner : 1 pancake du commerce, 1 cuillère à soupe de sirop d'érable, 1 yaourt 0 %.

Déjeuner : concombre à la menthe fraîche, gâteau de viande aux poivrons verts, 1 orange.

Dîner : fleur de laitue, colin aux épinards, 1 poire.

Troisième jour

Petit déjeuner : 1 bol de lait 0 %, 4 crackers, 25 g de gouda.

Déjeuner : Cœurs d'artichaut, côtes d'agneau, 1 yaourt 0 % mg, 1 fruit.

Dîner : Chou rouge en cocotte, rôti de dindonneau maigre, 25 g de fromage, 200 g d'ananas frais.

1. Les recettes font suite aux menus.

Quatrième jour

Petit déjeuner : 1 crêpe au Sarrasin achetée en sachet, 10 g de beurre, 1 cuillerée à café d'édulcorant en poudre.

Déjeuner : Œuf façon mimosa, lapin moutardé en papillote, salade d'endives, 1 yaourt 0 %, 1 pomme.

Dîner : Brochettes piquantes, 150 g de haricots verts, 25 g d'emmental, 80 g de banane.

Cinquième jour

Petit déjeuner : 1 croissant, 1 kiwi, 1 bol de lait 0 %.

Déjeuner : Rougets grillés aux courgettes, 200 g de brocolis, fraises au citron.

Dîner : Dorade au four, fenouil en cocotte, 50 g de fromage à moins de 50 % de matière grasse, 1 compote d'ananas.

Sixième jour

Petit déjeuner : 1/2 pamplemousse, 40 g de pain + 10 g de beurre, 1 yaourt 0 % aux fruits.

Déjeuner : Steak tartare, salade au chou et aux pommes.

Dîner : Rosbif à la jardinière, fromage blanc aux poires.

Septième jour

Petit déjeuner : 250 g de fromage blanc 0 %, 4 cuillerées à soupe de céréales, 2 cuillerées à café de raisins secs.

Déjeuner : Salade aux épinards, 200 g d'ananas frais en tranches.

Dîner : Rosbif froid ou chaud, céleri au gratin, 1 orange.

Huitième jour

Petit déjeuner : 2 biscottes + 10 g de beurre, 2 cuillerées à café de confiture, 1 yaourt 0 %.

Déjeuner : Thon en salade, 1 poire.

Dîner : Veau au romarin, carotte au four, salade de pommes au fromage, 1 yaourt 0 %.

Neuvième jour

Petit déjeuner : 1 brioche individuelle en sachet, 1 cuillère à café de miel, 1 yaourt 0 %, 1 bol de lait 0 %.

Déjeuner : Saumon froid poché, salade mixte, 125 g de fromage blanc 0 %, 300 g de melon.

Dîner : Aubergines à l'italienne, foie aux oignons, 1 yaourt 0 %, 80 g de banane.

Dixième jour

Petit déjeuner : 1 compote de fruits, 1 verre de lait 0 %, 1 part individuelle de fromage(25 g), 1 toast (20 g).

Déjeuner : Choucroute diététique, 1 yaourt 0 %, 1 fruit.

Dîner : Poireaux au four, 125 g de fromage blanc, compote de rhubarbe.

Onzième jour

Petit déjeuner : 1 bol de lait 0 %, 6 cuillerées à soupe de céréales, 1 kiwi.

Déjeuner : Tomates farcies, 25 g de fromage à moins de 50 % de matière grasse, 1 poire.

Dîner : Truite en papillote, 400 g de côtes de bettes, abricot.

Douzième jour

Petit déjeuner : 1 bol de lait 0 %, 3 cuillerées à café de chocolat, 1 pain au lait.

Déjeuner : Pamplemousse, agneau à la méridionale, haricots verts aux câpres, 125 g de fromage blanc 0 %.

Dîner : Filets de sole farcis, salade verte, compote de fruits mélangés.

Treizième jour

Petit déjeuner : 250 g de fromage blanc 0 %, 1 œuf à la coque, 1 tranche de pain (30 g).

Déjeuner : Bifteck au beurre d'anchois, aubergines au four, 1 yaourt 0 %, 1 compote de pommes.

Dîner : Poulet au citron, gratin de champignons, 200 g d'ananas frais en tranches.

Quatorzième jour

Petit déjeuner : 2 biscottes, 25 g de fromage, 1 yaourt 0 %, 1 orange pressée.

Déjeuner : Pigeon aux champignons, salade verte, 1 pamplemousse.

Dîner : 1 artichaut sauce yaourt, jambon au four, 1 yaourt 0 %, 1 orange.

*

Recettes

• Salade de betterave :

Ingrédients : 150 g de betterave, quelques feuilles de salade (mâche, frisée, scarole, batavia), 1 cuillère à café d'huile, 1 œuf dur, persil, poivre, sel, cumin moulu.

Couper la betterave en petits dés et les déposer sur les feuilles de salade (à volonté). Préparer une sauce avec l'huile, le citron ou le vinaigre, persil, poivre, 1 pincée de sel. Saupoudrer d'1/2 œuf dur passé à la moulinette.

• Escalope de veau farcie :

Ingrédients : 100 g d'escalope de veau, 1/2 tranche de jambon haché, 2 cuillères à soupe d'estragon haché, 1 verre de jus de tomate, 1 pincée de noix de muscade, sel, poivre.

Mélanger le jambon, champignons, estragon, muscade sel et poivre. En farcir l'escalope. Verser le jus de tomate dans un plat allant au four. Mettre la viande et laisser le four moyen pendant 1/2 heure.

• Pamplemousse au fromage blanc et aux crevettes :

Ingrédients : 1/2 pamplemousse, 125 g de fromage blanc 0 %, 100 g de crevettes, 1 cuillère à soupe de câpres, 1/2 cuillère à café de moutarde, 1 pincée de paprika, sel, poivre.

Couper le pamplemousse en deux. Détacher la pulpe avec un couteau spécial. Épépiner et couper en grands cubes. Mélanger le fromage blanc, les crevettes, les câpres et le paprika dans un récipient approprié, assaisonner de sel et de poivre. Verser les cubes de pamplemousse bien égouttés dans cette préparation et en remplir la moitié du pamplemousse.

• Onglet aux échalotes :

Ingrédients : 100 g d'onglet, 10 g de beurre, échalotes prêtes à l'emploi, 1 pincée de sel, poivre.

Faire cuire l'onglet sur le gril ou à la poêle et le servir

recouvert des échalotes émincées, fondues préalablement dans 2 ou 5 cuillères à soupe d'eau. Une fois l'eau évaporée, ajouter le beurre qui ne doit pas cuire. Étaler les échalotes ainsi revenues sur l'onglet grillé.

• Concombre à la menthe fraîche :

Ingrédients : 200 g de concombre en rondelles fines (les faire dégorger), 1 yaourt 0 %, quelques feuilles de menthe hachées finement, 1 cuillère à café de condiment (type savora).

• Gâteau de viande aux poivrons verts :

Ingrédients : 200 g de viande de bœuf maigre hachée, 1 cuillère à café de concentré de tomates, 1 oignon moyen haché, 1/2 poivron coupé en lamelles, 2 cuillères à soupe de persil haché, sel, poivre.

Mélanger bien le tout, à l'exception des lamelles de poivron que l'on doit garder pour décorer le dessus. Placer dans un moule, couvrir d'un papier aluminium, laisser cuire pendant 1/2 heure et servir entouré de cresson bien frais.

• Fleur de laitue :

Ingrédients : feuilles de laitue, 25 g de roquefort, 25 g de fromage blanc 0 %, 100 g de carottes râpées très finement, 100 g de tomates hachées, sel d'oignon, sel d'ail, sel de céleri, poivre.

Mélanger tous les ingrédients, à l'exception de la laitue. Préparer soigneusement celle-ci afin qu'il ne reste plus de sable. L'ouvrir avec délicatesse pour que les feuilles ne se détachent pas. Placer entre chacune d'elles un peu de la farce obtenue. Refermer la salade. L'enfermer dans un papier de cuisine et mettre au réfrigérateur jusqu'au moment de servir.

• Colin aux épinards :

Ingrédients : 175 g de colin en tranches, 1/2 verre de vin blanc sec, 100 g d'oignons hachés, 200 g de tomates pelées, écrasées, épépinées, 300 g d'épinards congelés, sel, poivre.

Faire cuire le poisson dans le vin, tomates et oignons, sel et poivre. Laisser à feu doux pendant 10 minutes. Mettre les épinards dans un plat à gratin, puis y placer le poisson et sa sauce. Laisser gratiner à four chaud.

• Cœurs d'artichauts :

Ingrédients : 2 petits artichauts, 1 tomate, 1/2 citron, 2 feuilles de laitue, persil haché, sel et poivre

Faire cuire les fonds d'artichaut dans un peu d'eau bouillante bien assaisonnée pendant 1/4 d'heure. Veiller à ce qu'ils restent fermes. Placer dans une assiette 2 larges feuilles de laitues. Couper la tomate en deux. Mettre une moitié de tomate sur chaque feuille de salade, puis poser sur chaque demi-tomate un fond d'artichaut coupé en 4. Saupoudrer de persil haché. Servir après avoir mis de chaque côté de l'assiette un quartier de citron dont on pressera le jus sur les cœurs d'artichaut.

• Côtes d'agneau :

Ingrédients : 2 côtes d'agneau, 2 oignons, sel, ail, poivre, bouillon de cube.

Émincer les oignons après les avoir pelés. Les blanchir quelques minutes à l'eau bouillante. Les égoutter et les laisser dans un verre de bouillon. Saler, poivrer, ailler. Quelques minutes avant de servir, placer l'agneau à gril rouge. Disposer sur un plat de service très chaud entouré de purée d'oignons.

• Chou rouge en cocotte :

Ingrédients : 300 g de chou rouge, 2 oignons, 1/2 tranche de jambon maigre, 1 verre de vin rouge, 10 g de farine, sel, poivre.

Mettre le chou dans un fait-tout, après l'avoir soigneusement préparé et coupé en julienne. Verser le vin. Saupoudrer de farine. Ajouter les oignons émincés et le jambon haché. Bien remuer le tout. Fermer hermétiquement. Placer à feu modéré pendant 1 heure en découvrant si nécessaire. Vérifier l'assaisonnement et servir très chaud.

• Œuf façon mimosa :

Ingrédients : 1 œuf dur, 1 cuillère à café de beurre d'anchois, 1/2 yaourt, 1 cuillère à café de jus de citron, 1 cuillère à café de persil haché, sel, poivre, quelques feuilles de laitue.

Couper l'œuf dur dans le sens de la longueur et retirer le jaune. Le piler avec le beurre d'anchois, le persil haché, le yaourt, le sel et le poivre. Quand la pâte est bien homogène, la mouiller avec le jus de citron et farcir les blancs. Servir froid sur un lit de salade.

• Lapin moutardé en papillote :

Ingrédients : 90 g de lapin, moutarde forte, 1 cuillère à café de porto, thym en branche, romarin, laurier, poivre, sel.

Préparer un carré d'aluminium assez grand pour mettre le morceau de lapin, disposer dessus une feuille de laurier, une pincée de sel, du poivre. Badigeonner de moutarde le morceau de lapin. Placer sur la feuille de laurier. Remonter les bords du papier d'aluminium de façon à former des cuvettes. Arroser d'une cuillère à café de porto, rajouter une pincée de sel et un tour de moulin à poivre. Terminer en ajoutant les branches de thym et de romarin. Fermer la papillote hermétiquement. Laisser cuire à four moyen (180°) thermostat 5 pendant 35 minutes.

• Brochettes piquantes :

Ingrédients : 125 g de rumsteck, poivron rouge et poivron vert, champignon de Paris, petits oignons, sel, poivre, marjolaine, origan, sauge, romarin, thym, 1 cuillère à soupe d'huile

Bien mélanger le sel, le poivre, l'huile, et toutes les herbes. Enrober la viande coupée en gros cubes. Laver les champignons, éplucher les oignons, couper les poivrons en 4, ôter les graines. Blanchir tout cela 5 minutes à l'eau bouillante pour pouvoir ensuite enrouler et embrocher les aliments. Disposer alternativement sur les branches la viande, les poivrons, les oignons, les champignons, la viande, etc. Griller au four ordinaire après avoir aspergé du reste d'huile afin que les poivrons et champignons ne noircissent pas.

• Rouget grillé aux courgettes :

Ingrédients : 2 petits rougets de roche, 1 courgette, 1 tomate épluchée, oignon, ail, quelques gouttes de

Tabasco, 1 cuillère à café de concentré de tomates, 1 cuillère à soupe d'huile d'olive, sel, poivre moulu.

Découper la pulpe de la tomate en très petits dés. Faire étuver à feu doux dans l'huile d'olive pendant 5 minutes tomate, oignon, ail. Ajouter le Tabasco, sel, poivre. Laisser mijoter 10 minutes. Pendant ce temps, laver la courgette, la couper en deux et la cuire à la vapeur pour la garder assez ferme. Faire également cuire les poissons sur un gril très chaud pendant 3 minutes sur chaque face. Servir bien chaud les courgettes et les rougets arrosés de la sauce piquante.

• Fraises au citron :

Ingrédients : 200 g de fraises, citron, yaourt 0 %.

Consommer nature avec un jus de citron (et un édulcorant en poudre) après avoir versé le yaourt sur les fruits.

• Dorade au four :

Dans un plat allant au four, déposer une dorade vidée et écaillée sur un lit de tomates. Ajouter quelques rondelles d'oignon, d'ail, persil haché, ciboulette, sel, poivre, laurier, poudre de thym, fenouil. Laisser cuire 25 minutes.

• Fenouil en cocotte :

Ingrédients : 150 g de fenouil, 2 tomates, ail, oignon, sel, poivre.

Débarrasser le fenouil des grosses côtes dures et filandreuses. Le couper en morceaux et les faire blanchir à l'eau bouillante salée pendant 10 minutes. Égoutter. Les placer avec les tomates coupées en petits morceaux dans la cocotte. Ajouter oignon et ail hachés. Assaisonner, couvrir. Placer à four modéré pendant 35 minutes.

• Compote d'ananas :

Ingrédients : 200 g d'ananas, 1 cuillère à café de vanille liquide, 1/2 verre d'eau.

Détailler l'ananas en gros dés. Dans une casserole, verser l'eau, le sucre synthétique et la vanille. Lorsque le liquide bout, ajouter les morceaux d'ananas et laisser à feu doux et couvert pendant une dizaine de minutes. Placer dans le réfrigérateur et servir bien frais.

• Steak tartare :

Ingrédients : 125 g de bifteck haché, oignons finement hachés, 1 jaune d'œuf, persil haché, 1/2 cuillère à café de moutarde, 1 cuillère à café de câpres, 1/2 cuillère à café de sauce Worcestershire, sel et poivre.

Mélanger jaune d'œuf et moutarde, puis le reste des ingrédients, bien malaxer avec la viande, et servir rapidement

• Salade au chou et aux pommes :

Ingrédients : 1/4 de chou-fleur, 1/2 pomme, 1 carotte, 50 g de céleri rave, 25 g de fromage type Bondel maigre, 1 petit-suisse à 20 % de matière grasse, 2 cuillères à soupe de fines herbes, 1 pincée de paprika, sel, poivre.

Diviser le chou-fleur en tout petits bouquets. Peler les carottes et les râper à la grosse râpe. Peler et épépiner la pomme et la découper en bâtonnets. Peler le céleri, le râper à la râpe fine. Dans un saladier, préparer la sauce en mélangeant le petit-suisse, les herbes, le paprika, le sel et le poivre. Y ajouter tous les légumes et mélanger.

• Rosbif à la jardinière :

Ingrédients : 125 g par portion de rosbif, 1 carotte, 1 petit poireau, 1 grosse tomate, paprika en poudre, 2 feuilles de sauge, 2 cuillères à soupe de ciboulette finement hachée, persil, sel, poivre.

Chauffer le four à 250 °C. Laver la carotte, l'éplucher et la couper en fines rondelles. Couper le poireau en deux dans le sens de la longueur, puis en fines lamelles. Passer rapidement le rosbif sous l'eau froide, le sécher, le frotter de sel et de poivre et le disposer dans une cocotte. Verser 3 cuillères à soupe d'eau chaude à côté de la viande et parsemer autour les rondelles de carotte, les lamelles de poireau, les feuilles de sauge. Mettre la cocotte au four, sans couvercle, et faire cuire pendant 16 à 20 minutes. Laver la tomate, la couper en deux, l'assaisonner, et la rajouter aux légumes après 12 minutes de cuisson. Laisser mijoter le tout. De temps à autre, arroser la viande avec le jus de citron. Au terme de la cuisson, placer le rosbif sur un plat chaud et redisposer les légumes autour. Garnir de ciboulette. Décorer le plat de persil. Déglacer le fond de cuisson avec un peu d'eau, rectifier l'assaisonnement avec du sel, du poivre et du paprika et verser le tout sur la viande.

• Salade aux épinards :

Ingrédients : 2 tasses ou plus d'épinards frais, 50 g de fromages variés coupés en cubes, 4 champignons frais en lamelles, 2 tranches (85 g) de jambon taillées en dés, 1 échalote émincée, 1 tomate tranchée, sel d'ail, poivre, sauce au vinaigre ou au citron (sans huile).

Mélanger tous les ingrédients sauf la tomate. Avant de servir, ajouter les morceaux de tomate et l'assaisonnement.

• Rosbif froid (ou chaud) :

Faire cuire 1/4 d'heure par livre à four très chaud. Ne saler qu'en fin de cuisson, sinon le sang coulerait et il n'aurait plus la même valeur nutritive.

• Céleri en gratin :

Ingrédients : 200 g de céleri coupé en morceaux, 1/4 de tasse de bouillon de bœuf instantané, dégraissé, 1 jaune d'œuf, 1 cuillère à soupe de fromage râpé, sel, poivre.

Faire bouillir le céleri dans l'eau. Égoutter complètement. Placer les morceaux dans un plat allant au four. Mélanger avec un fouet le bouillon et le jaune d'œuf. Ajouter l'assaisonnement. Verse sur le céleri et saupoudrer de fromage. Passer sur le gril jusqu'à ce que le plat dore légèrement.

• Thon en salade :

Ingrédients : 1 boîte de thon au naturel, 25 g de fromage coupé en dés, 2 tranches de céleri coupées en dés, 1 œuf dur haché, 2 cuillères à soupe de petites câpres, 1 piment taillé en lamelles, oignons râpés, 1 cuillère à soupe de jus de citron, sauce Tabasco, feuilles de laitue, concombre en rondelles.

Déposer au fond d'un bol le thon égoutté et le détacher en morceaux avec une fourchette. Ajouter le céleri, l'œuf dur, les câpres, le piment, l'oignon, le jus de citron et la sauce Tabasco et mélanger le tout en faisant attention à ne rien écraser. Servir sur un lit de laitue et garnir avec les rondelles de concombre.

• Veau au romarin :

Ingrédients : 1 escalope de veau (125 g), 1/2 cuillère à café de romarin en poudre, sel, poivre, cresson.

Saupoudrer les escalopes de romarin. Saler et poivrer. Placer au gril pendant 10 minutes, sans oublier de retourner afin que les deux côtés soient également grillés. Servir sur un lit de cresson.

• Carottes au four :

Ingrédients : 300 g de carottes râpées, 100 g d'oignons hachés, 2 cuillères à soupe de persil haché, 1/2 cuillère à café de curry, sel, poivre.

Mélanger tous les ingrédients et les placer dans un plat en Pyrex. Recouvrir soigneusement avec un papier d'aluminium. Laisser à four doux pendant 3/4 d'heure. Découvrir avant de servir si nécessaire.

• Saumon froid poché :

Ingrédients : 160 g de saumon en tranches prélevées au milieu du poisson court-bouillon, 1 tasse de vinaigre de vin blanc, 1 tasse de vin blanc sec, 1 branche de céleri coupée en morceaux, 1 carotte coupée en rondelles, 1 brin de fenouil, 2 clous de girofle, 3 grains de poivre entiers, 1 cuillère à soupe d'herbes mélangées sèches.

Utiliser une casserole juste assez grande pour contenir le poisson. Placer une grille au fond. Mettre le poisson dans la casserole et le couvrir d'eau, puis retirer le poisson et le laisser de côté. La quantité d'eau qui reste dans la casserole vous indique à quelle hauteur il faudra remplir de court-bouillon. Jeter l'eau et mettre dans la casserole tous les ingrédients du court-bouillon, puis ajouter de l'eau jusqu'à la hauteur indiquée auparavant. Couvrir et laisser bouillir 20 minutes. Entourer le poisson de gaze pour qu'il ne se défasse pas à la cuisson et le poser sur la grille du fond. Quand le court-bouillon bout de nouveau, diminuer le feu et laisser mijoter doucement. La chair du poisson doit se séparer aisément quand elle cuite. Retirer le poisson soigneusement, le laisser égoutter sur du papier absorbant, l'envelopper dans du papier d'aluminium et le mettre à glacer dans le réfrigérateur. Enlever la gare, puis la peau du poisson. Servir avec la sauce préparée avec un petit-suisse, du vinaigre blanc, de la moutarde, du fenouil haché, du sel et du poivre.

• Salade mixte :

Ingrédients : laitue, tomates, concombre, céleri, 1 œuf dur.

Assaisonner avec la sauce précédente.

• Aubergines à l'italienne :

Ingrédients : 400 g d'aubergines coupées en dés et ébouillantées, bien égouttées, 4 gros champignons tranchés, 1 cuillère à soupe d'oignon émincé, 1 cuillère à soupe de persil haché, sel et poivre au goût.

Recouvrir le fond d'un poêlon d'enduit végétal. Ajouter l'aubergine coupée en dés et retourner les morceaux dans le poêlon avec une spatule de bois jusqu'à ce qu'ils aient une belle couleur dorée. Ajouter les champignons, l'oignon, le sel et le poivre. Recouvrir et laisser mijoter 15 minutes. Ajouter le persil et laisser mijoter 5 minutes de plus. Servir très chaud.

• Foie aux oignons :

Ingrédients : 125 g de foie de veau découpé en lanières, 1 oignon moyen découpé en rondelles, 2 cuillères à soupe de bouillon de bœuf, 1 cuillère à soupe de vinaigre de framboise, sel, poivre, parmesan.

Faire sauter les rondelles d'oignon dans le bouillon jusqu'à ce qu'elles deviennent transparentes. Ajouter le foie en lanières, le sel et le poivre. Faire cuire en remuant jusqu'à ce que le foie ait pris une belle couleur brune. Ajouter le vinaigre de framboise. Laisser évaporer 3 minutes. Saupoudrer de fromage râpé avant de servir.

• Choucroute diététique :

Ingrédients : 1/2 tranche de jambon, 100 g de petits filets de porc minces et maigres, 200 g de choucroute en boîte naturelle, 1 pomme, sel, poivre.

Égoutter soigneusement la choucroute. Éplucher, épépiner et couper la pomme en lamelles pas trop minces. Placer dans le fond d'une cocotte le tiers de la choucroute, le reste de la viande, sel, poivre et le reste des pommes. Terminer par une dernière couche de choucroute. Fermer hermétiquement. Placer à four doux pendant 1 heure 30, découvrir durant les dernières 20 minutes et mettre la demi-tranche de jambon.

• Poireaux au four :

Ingrédients : 200 g de poireaux, 3 cuillères à soupe de lait écrémé, 50 g de jambon maigre haché finement, 1 œuf, sel, poivre.

Couper les poireaux en tronçons de 1 centimètre d'épaisseur et les placer dans un plat en Pyrex. Verser le lait, l'œuf battu. Ajouter le jambon, le sel et le poivre.

Mélanger le tout. Recouvrir le plat avec un papier d'étain. Mettre au four doux pendant 1 heure. Découvrir et servir dans un plat de cuisson.

• Tomates farcies :

Ingrédients : 2 belles tomates, 125 g de bifteck haché, 1 œuf, persil, fines herbes, sel, poivre.

Faire la farce avec la viande hachée, l'œuf et les herbes. Cuire au four.

• Truite en papillote :

Ingrédients : 2 petits-suisses à 20 % de matière grasse, ail, persil, sel, poivre.

Ouvrir le ventre de la truite et la farcir avec les petits-suisses auxquels vous aurez mélangé ail, persil, sel et poire. Faire cuire 20 minutes au four en ayant pris soin de bien envelopper la truite. Arroser de citron après la cuisson.

• Agneau à la méridionale :

Ingrédients : 125 g de gigot de mouton très maigre, 1/2 tasse de bouillon de bœuf instantané, 1 gousse d'ail écrasée, 1/2 tasse de persil haché et mélanger avec une 1 cuillère à soupe de romarin séché, 1 petit piment rouge mariné dans de l'eau ou du vinaigre, sel, poivre.

Chauffer le four à 160 °C. Vous assurer qu'il ne reste plus de traces de gras sur le gigot. Dans un plat allant au four mettre 1/4 de tasse de bouillon de bœuf instantané. Frotter la viande avec l'ail et les herbes. Saupoudrer de sel et de poivre. Mettre au four 5 à 10 minutes de plus. Trancher le piment en très fins petits morceaux et en saupoudrer la viande. Servir très chaud.

• Haricots verts aux câpres :

Ingrédients : 300 g de haricots verts, 1 tomate, ail, estragon haché, 1 cuillère à café de câpres, 1/2 citron coupé en rondelles, sel, poivre.

Blanchir les haricots à l'eau bouillante salée. Faire fondre tomate et ail écrasé dans un fait-tout. Placer les haricots verts et laisser cuire à feu très doux pendant 20 minutes. 5 minutes avant de servir, ajouter estragon et câpres. Garnir le plat de rondelles de citron.

• Filets de sole farcis :

Ingrédients : 200 g de filet de sole, 50 g de pamplemousse, 100 g de d'épinards cuirs (congelés), 1 œuf dur, 1/2 verre de vin blanc, thym, laurier, sel, poivre.

Pour la farce, utiliser les champignons finement hachés ainsi que les épinards, l'œuf dur, et en faire un mélange très homogène. Essuyer soigneusement les filets de sole. Étendre la farce sur chacun d'eux. Les rouler en paupiettes et les ficeler finement pour les empêcher de se défaire. Ranger dans un petit plat allant au four. Verser le vin. Ajouter le sel et le poivre. Mettre au four 20-25 minutes. La cuisson terminée, déficeler et servir bien chaud.

• Bifteck au beurre d'anchois :

Ingrédients : 150 g de bœuf maigre haché, 1/2 cuillère à café de beurre d'anchois, 1/2 cuillère à café de câpres, poivre et sel.

Former à la main 2 petits biftecks de taille égale. Étendre sur l'un d'eux un peu de beurre d'anchois et mettre les câpres. Recouvrir avec l'autre bifteck. Placer sur le gril et servir après quelques minutes de cuisson.

• Aubergines au four :

Ingrédients : 1 grosse aubergine, jus de tomate, 1 gousse d'ail pilée, oignons hachés, 25 g de fenouil haché, 1 cuillère à soupe de persil haché, 25 g de fromage râpé, sel, poivre.

Peler l'aubergine et la couper en tranches de 1/2 centimètre d'épaisseur. Saler pour que l'aubergine rende son eau. Attendre 20 minutes puis essuyer délicatement les tranches avant de les ranger dans un plat allant au four. Recouvrir avec les autres ingrédients. Verser le jus de tomate et laisser à four moyen pendant 3/4 d'heure.

• Poulet au citron :

Ingrédients : 125 g de blanc de poulet, 1/2 citron, 1 zeste de citron, sel, poivre.

À cuire au four, papillote. Quelques minutes avant de servir, saupoudrer le poulet avec le zeste de citron.

• Gratin de champignons :

Ingrédients : 150 g de champignons, 1 œuf dur, jus de citron, 1 cuillère à soupe de persil haché, 1 cuillère à soupe de ciboulette hachée, 1 cuillère à soupe d'estragon haché, 2 cuillères à soupe de lait écrémé.

Détacher les queues des têtes. Faire blanchir un hachis composé des queues hachées et des herbes. Assaisonner. Remplir les champignons. Verser 2 cuillères à soupe de lait dans un plat en Pyrex. Recouvrir avec un papier d'aluminium. Placer à four moyen. Mettre à gratiner jusqu'à ce que le dessus des champignons soit bien doré.

• Pigeon aux champignons :

Ingrédients : 1 petit pigeon, 1/2 verre de xérès, 100 g

de champignons coupés en fines lamelles, 1 jaune d'œuf, 2 cuillères à soupe de lait écrémé, 1 yaourt, sel, poivre.

Verser le lait dans le fond d'un petit fait-tout. Placer le pigeon et les champignons. Assaisonner. Laisser à feu doux et couvert pendant 1/2 heure. Au dernier moment, mélanger jaune d'œuf, yaourt et xérès. Vérifier l'assaisonnement. Veiller à ce que la sauce ne cuise pas. Servir très chaud.

• Sauce yaourt : 1 yaourt persil ciboulette, 1 cuillère à café de sauce Worcestershire, quelques gouttes de Tabasco, sel, placer au réfrigérateur avant de servir.

• Jambon au four :

Ingrédients : 100 g de jambon en tranches, 1 carotte, 1 navet, 50 g de haricots verts, 1 branche de céleri, 1/4 de vin blanc, sel, poivre.

Couper les légumes en julienne. Les mélanger et les assaisonner. Dans un plat allant au four étaler la moitié des légumes et placer le jambon. Recouvrir avec le reste des légumes et laisser cuire à four moyen, couvert, pendant 25 minutes. Découvrir en fin de cuisson.

Menus pommes de terre ou la surprise minceur

Dans la plupart des régimes on a tendance à éliminer certains produits caricaturés comme faisant systématiquement grossir. Première au hit-parade des aliments bannis, la pomme de terre ennemie majeure selon certains. Or, là encore, voilà une idée reçue. La pomme de terre, en effet, contient en elle-même, pour 100 g, 90 calories, 19 g de glucides complexes, 30 mg de magnésium, 500 mg de potassium et 1 mg de fer. Pauvre en cellulose, elle est en outre un aliment particulièrement digeste et possède, de surcroît, un pouvoir rassasiant extrêmement fort. Son excellente digestibilité empêche d'augmenter la température du corps, ce qui favorise l'endormissement, et la transforme en aliment idéal pour le dîner.

Alors d'où vient la mauvaise presse de la pomme de terre ? Du fait que nous avons pris l'habitude de la consommer avec des matières grasses, beurre, crème, huile...

Si on les accommode sans ces ajouts néfastes, aucun souci. Et vous aller voir que, sur 15 jours, on parvient à élaborer un régime parfaitement agréable pour tous les amoureux de la pomme de terre. Comme d'habitude, évidemment, on peut mélanger les jours de ce régime avec ceux des autres propositions de ce chapitre. Voici donc quelques recettes avec de la pomme de terre.

★

Menus [1]

Premier jour

Petit déjeuner : 1 boisson chaude sans sucre ou avec édulcorant, 1 brioche, 1 cuillère à café de miel, 1 yaourt 0 %.

---

1. Les recettes font suite aux menus.

Déjeuner : 1 salade de mâche avec de la betterave, 10 grosses crevettes, 1 yaourt aux fruits 0 %, 1 compote de pommes.

Dîner : Salade de pommes de terre et carpaccio, 1 mangue.

Deuxième jour

Petit déjeuner : 1 boisson chaude sans sucre ou avec édulcorant, 1 toast, 1 part d'emmental, 1 verre de lait 0 %, 1 compote de fruits.

Déjeuner : 1 salade de carottes râpées, 100 g de poulet, aubergines au four, 1 lait demi-écrémé à la fraise.

Dîner : Salade de pommes de terre aux cœurs d'artichaut, citrons confits et feta, 1 poire.

Troisième jour

Petit déjeuner : 1 boisson chaude sans sucre ou avec édulcorant, 1 bol de lait 0 %, 3 cuillères à café de chocolat, 1 pain au lait.

Déjeuner : Poireaux à la vinaigrette, cabillaud vapeur, endives, 1 orange.

Dîner : Charlotte de pommes de terre avec sa salade de mâche, 1 yaourt 0 %, 2 prunes.

Quatrième jour

Petit déjeuner : 1 boisson chaude sans sucre ou avec édulcorant, 1 bol de lait 0 %, 6 cuillères à soupe de céréales (type « Spécial K »), 1 kiwi.

Déjeuner : 1 salade de laitue, 1 omelette avec 3 œufs, 1 assiette de brocolis, 1/2 pamplemousse.

Dîner : Pommes de terre farcies aux coquilles Saint-Jacques, 2 boules de sorbet ou 1 mousse au chocolat.

Cinquième jour

Petit déjeuner : 1 boisson chaude sans sucre ou avec édulcorant, 25 g de camembert, 2 biscottes, 1 yaourt 0 %, 1 orange pressée.

Déjeuner : 1/2 avocat, 1 pavé de saumon, courgettes vapeur, 1 yaourt 0 %.

Dîner : Pommes de terre farcies aux champignons et au jambon, 1 pêche.

Sixième jour

Petit déjeuner : 1 boisson chaude sans sucre ou avec édulcorant, 1 bol de lait 0 %, 4 crackers, 25 g de gouda.

Déjeuner : 1 salade de soja, 1 tranche de jambon découenné, 1 assiette de légumes chinois sautés, 1 grappe de raisin.

Dîner : Röstis au haddock, 1 coupe de fruits rouges.

Septième jour

Petit déjeuner : 1 boisson chaude sans sucre ou avec édulcorant, 1 bol de fromage blanc 0 %, 1 œuf à la coque, 1 tranche de pain complet (30 g).

Déjeuner : 1 steak haché (100 g), 1 assiette de légumes à la vapeur, 1 coupe de fruits rouges.

Dîner : Purée façon tartare, 1 yaourt 0 %, 1 pomme.

Huitième jour

Petit déjeuner : 1 boisson chaude sans sucre ou avec édulcorant, 1 brioche, 1 cuillère à café de miel, 1 yaourt 0 %.

Déjeuner : 1 salade de mâche avec de la betterave, 10 grosses crevettes, 1 yaourt aux fruits 0 %, 1 compote de pommes.

Dîner : Salade de pommes de terre et carpaccio, 1 mangue.

Neuvième jour

Petit déjeuner : 1 boisson chaude sans sucre ou avec édulcorant, 1 toast, 1 part d'emmental, 1 verre de lait 0 %, 1 compote de fruits.

Déjeuner : 1 salade de carottes râpées, 100 g de poulet, aubergines au four, 1 lait demi-écrémé à la fraise.

Dîner : Salade de pommes de terre aux cœurs d'artichaut, citrons confits et feta, 1 poire.

Dixième jour

Petit déjeuner : 1 boisson chaude sans sucre ou avec édulcorant, 1 bol de lait 0 %, 3 cuillères à café de chocolat, 1 pain au lait.

Déjeuner : Poireaux à la vinaigrette, cabillaud vapeur, endives, 1 orange.

Dîner : Charlotte de pommes de terre avec sa salade de mâche, 1 yaourt 0 %, 2 prunes.

Onzième jour

Petit déjeuner : 1 boisson chaude sans sucre ou avec édulcorant, 1 bol de lait 0 %, 6 cuillères à soupe de céréales (type « Spécial K »), 1 kiwi.

Déjeuner : 1 salade de laitue, 1 omelette avec 3 œufs, 1 assiette de brocolis, 1/2 pamplemousse.

Dîner : Pommes de terre farcies aux coquilles Saint-Jacques, 2 boules de sorbet ou 1 mousse au chocolat.

Douzième jour

Petit déjeuner : 1 boisson chaude sans sucre ou avec édulcorant, 25 g de camembert, 2 biscottes, 1 yaourt 0 %, 1 orange pressée.

Déjeuner : 1/2 avocat, 1 pavé de saumon, courgettes vapeur, 1 yaourt 0 %.

Dîner : Pommes de terre farcies aux champignons et au jambon, 1 pêche.

Treizième jour

Petit déjeuner : 1 boisson chaude sans sucre ou avec édulcorant, 1 bol de lait 0 %, 4 crackers, 25 g de gouda.

Déjeuner : 1 salade de soja, 1 tranche de jambon découenné, 1 assiette de légumes chinois sautés, 1 grappe de raisin.

Dîner : Röstis au haddock, 1 coupe de fruits rouges.

Quatorzième jour

Petit déjeuner : 1 boisson chaude sans sucre ou avec édulcorant, 1 bol de fromage blanc 0 %, 1 œuf à la coque, 1 tranche de pain complet (30 g).

Déjeuner : 1 steak haché (100 g), 1 assiette de légumes à la vapeur, 1 coupe de fruits rouges.

Dîner : Purée façon tartare, 1 yaourt 0 %, 1 pomme.

⋆

Recettes

• Salade de pommes de terre et carpaccio :

Ingrédients : 800 g de pommes de terre (type charlotte), 200 g de bœuf tranché en carpaccio, 4 cuillères à soupe d'huile d'olive, 50 g de parmesan, 20 g de pignons, 6 feuilles de basilic, fleur de sel, poivre.

Nettoyer les pommes de terre, puis les plonger dans une casserole d'eau froide salée. Laisser cuire pendant environ 25 minutes. Les égoutter, les peler et les couper en rondelles de 3 mm d'épaisseur. Les mettre dans un saladier avec la moitié de l'huile d'olive. Saler, poivrer et réserver 1 h au frais.

À l'aide d'un couteau économe, façonner des copeaux de parmesan. Verser le reste de l'huile dans une assiette creuse et plonger les tranches de viande l'une après l'autre. Réserver.

Répartir les pommes de terre sur chaque assiette, disposer sur le dessus la viande, ajouter les copeaux de parmesan, les pignons et le basilic ciselé. Ajouter une pincée de fleur de sel et poivrer. Déguster sans attendre.

• Salade de pommes de terre au cœur d'artichaut, citrons confits et feta :

Ingrédients : 600 g de pommes de terre (type pompadour), 300 g de cœurs d'artichaut, 100 g de feta, 3 citrons confits, 2 cuillères à soupe d'huile d'olive, 30 g de pignons de pin, 1 orange, 1 citron, 1/2 bouquet de coriandre, sel, poivre.

Nettoyer les pommes de terre, puis les plonger dans une casserole d'eau froide salée. Laisser cuire pendant 20 minutes. Entre-temps, griller à sec les pignons de pin dans une poêle antiadhésive. Rincer les citrons confits, les couper en quartiers.

Découper les cœurs d'artichaut en quartiers. Égoutter les pommes de terre, les peler et les couper en petits cubes. Les verser dans un saladier et les arroser d'huile d'olive. Incorporer les quartiers d'artichaut et de citron, l'oignon pelé et émincé et le demi-bouquet de coriandre. Saler, poivrer et mélanger.

À l'aide d'un couteau économe, prélever le zeste de l'orange, le couper en filaments et les faire blanchir dans de l'eau bouillante, pendant environ 30 secondes. Récupérer le jus du citron et arroser la salade. Mélanger. Couper la feta en petits cubes et les disposer sur la salade.

• Charlotte de pommes de terre avec sa salade de mâche :

Ingrédients : 300 g de pommes de terre (type charlotte), 150 g de filet de maquereau fumé, 250 g de mâche, 10 dl de crème fraîche allégée, 4 petits-suisses à 0 %, 1 petit oignon, 1 citron, 8 brins de ciboulette, 2 cuillères à soupe d'huile d'olive, 1 cuillère à soupe de vinaigre de vin blanc, sel, poivre du moulin.

Nettoyer les pommes de terre, puis les plonger dans une casserole d'eau froide salée. Laisser cuire pendant environ 20 minutes. Égoutter les pommes de terre, les laisser refroidir, les peler et les couper en grosses rondelles. Peler et hacher l'oignon. Éliminer la peau et les arêtes des maquereaux, mixer les chairs.

Dans un saladier, les mélanger avec les petits-suisses, l'oignon et la ciboulette ciselée. Saler légèrement, poivrer. Tapisser les parois et le fond de 4 ramequins avec un film étirable. Garnir le pourtour avec les rondelles des pommes de terre. Ajouter au centre la préparation et recouvrer le dessus du film étirable.

Mettre au frais 30 minutes. Entre-temps, couper les racines à la base de la mâche, la laver et l'essorer. Préparer une vinaigrette avec l'huile d'olive et le vinaigre. Saler, poivrer.

Dans un bol, mélanger délicatement la crème fraîche et le jus de citron. Démouler délicatement les charlottes et les entourer d'un peu de crème au citron et de quelques feuilles de mâche juste assaisonnée. Disposer le restant dans un grand saladier.

• Pommes de terre farcies aux coquilles Saint-Jacques :

Ingrédients : 4 grosses pommes de terre (type bintje), 1 œuf, 12 noix de Saint-Jacques, 150 g de céleri rave, 100 g de fromage blanc 0 %, 150 g d'oignons blancs, 5 brins de persil, 5 brins de ciboulette, 1 brin de menthe, 2 cuillères à café de moutarde forte, 1/2 citron, sel, poivre.

Nettoyer les pommes de terre, puis les plonger dans une casserole d'eau froide salée. Laisser cuire pendant environ 20 minutes. Égoutter les pommes de terre, les laisser refroidir, les éplucher. Faire cuire l'œuf pendant 10 minutes dans l'eau bouillante et le passer sous l'eau fraîche.

Faire revenir les noix de Saint-Jacques dans une poêle antiadhésive. Hacher la moitié et réserver le restant pour le dressage de l'assiette. Creuser chaque pomme de terre en retirant l'équivalent de 2 cuillères à soupe de chair. La découper en petits dés.

Dans un saladier, mélanger délicatement les noix de Saint-Jacques hachées, l'œuf haché, le céleri rave râpé, les oignons pelés et émincés, puis les pommes de terre. Dans un bol, fouetter le fromage blanc avec la moutarde, le jus du 1/2 citron et les herbes ciselées. Saler et poivrer. Verser la sauce sur la préparation, mélanger et garnir les pommes de terre. Ajouter les noix de Saint-Jacques restantes. Servir bien frais.

• Pommes de terre farcies aux champignons et au jambon :

Ingrédients : 4 grosses pommes de terre (type bintje), 1 cuillère à soupe d'huile d'olive, 100 g de champignons de Paris, 100 g de jambon blanc découenné, 10 g de beurre, 1 oignon, 1 échalote, sel, poivre.

Peler, laver et couper les pommes de terre en 2 dans le sens de la longueur. Les évider sans percer le fond. Les faire cuire 10 minutes dans de l'eau salée en démarrant à froid.

Peler, hacher l'oignon et l'échalote. Couper les champignons préalablement rincés et le jambon en petits morceaux. Chauffer dans une poêle un mélange de beurre et d'huile, faire blondir l'oignon et l'échalote. Ajouter le jambon et les champignons et laisser cuire 4 minutes en remuant de temps en temps. Saler et poivrer.

Remplir les pommes de terre avec cette farce. Les disposer dans un plat beurré avec un peu d'eau dans le fond. Enfourner 25 minutes sur thermostat 6/7. Arroser légèrement.

• Röstis au haddock :

Ingrédients : 1 kg de pommes de terre (type pompadour), 500 g de filet de haddock, 50 cl de lait, 20 cl de crème liquide, 6 brins de persil, 20 g de beurre, 2 échalotes, gros sel, sel.

Demander à votre poissonnier d'éliminer la peau du haddock. Porter à ébullition 1 l d'eau avec du lait. Pocher le poisson pendant 10 minutes. L'égoutter et réserver.

Laver les pommes de terre sans les peler, les plonger dans une casserole d'eau froide salée et les faire cuire 20 minutes. Les égoutter. Les laisser refroidir, les éplucher avec une râpe à gros trous au-dessus du saladier.

Saler très légèrement. Dans une poêle, faire fondre un peu de beurre. À l'aide d'une spatule en bois, former une galette épaisse en prélevant un peu de pomme de terre râpée. Puis, faire cuire 10 minutes jusqu'à la formation d'une croûte.

En vous aidant d'un couvercle, retourner la galette et la laisser cuire encore 10 minutes. Renouveler l'opération pour confectionner 4 galettes.

Émietter le haddock, le mettre dans un saladier. Ajouter la crème, les échalotes pelées et hachées. Mélanger délicatement. Servir sur les rôtis, saupoudrer de persil ciselé.

• Purée façon tartare :

Ingrédients : 750 g de pommes de terre (type bintje), 25 cl de lait, 50 g de beurre, 1 boîte de thon au naturel, 1 cuillère à soupe de moutarde forte, 150 g de petits cornichons au vinaigre, 1 bouquet d'aneth, sel, poivre blanc.

Peler, laver et couper en gros cubes les pommes de terre. Les faire cuire 20 minutes à la vapeur. Égoutter le thon et l'émietter. Égoutter 100 g de cornichons et couper les en rondelles. Porter le lait à ébullition. Mettre le beurre à fondre sur feu doux. Ciseler l'aneth.

Disposer les pommes de terre dans un saladier. Les écraser à la fourchette en versant peu à peu le lait chaud et le beurre fondu. Mélanger délicatement. Saler, poivrer. Ajouter la moutarde, le thon, les cornichons et l'aneth. Mélanger de nouveau et servir avec le reste des cornichons.

Menus pâtes
Un autre tabou tombe

Parmi les grands interdits des régimes figurent également les pâtes ! Là encore, sans raison valable. Pire, sans même que les gens sachent vraiment ce que sont les pâtes. Qui sont un produit céréalier comme d'autres tels le pain ! Fabriquées à partir de semoule de blé dur pétrie avec de l'eau, elles sont ensuite découpées selon des formes diverses puis mises à sécher. 25 g de pâtes crues donnent environ 100 g de pâtes cuites. Elles sont souvent consommées avec du fromage qui leur apporte un acide aminé essentiel présent en quantité insuffisante dans les produits céréaliers. Énergétiquement parlant, les pâtes ordinaires contiennent 355 calories pour 100 grammes, 12,5 g de protéines, 1,2 g de lipides,73,5 g de glucides et 4 g de fibres. Celles aux œufs augmentent la donne avec 408 kilocalories, 12,1 g de protéines, 8,2 g de lipides et 71,7 g de glucides pour 2,9 g de fibres. Muni de ces renseignements il devient simple de composer un régime à base de pâtes, dès lors qu'on équilibre l'ensemble des repas. Ce que je vous propose dans ce régime « pasta ».

Bien entendu les sauces de salade évoquées seront faites à partir des recettes déjà évoquées. Quant aux petits déjeuners, ils ont été donnés à titre indicatif et se montrent un peu moins copieux que dans les autres régimes. On peut donc se référer aux équivalences pour en élaborer de nouveaux.

★

Menus[1]

Premier jour

Petit déjeuner : 1 verre d'eau aromatisée ou 1 boisson chaude (thé, café, tisane), 1 orange pressée, 1 yaourt 0 % avec de 2 cuillères à café de compote de rhubarbe.

Déjeuner : Salade concombre et tomate en vinaigrette (cf sauces), linguini à la sardine et au fenouil sauvage, fromage blanc (100 g), 150 g de salade de fruits frais.

Dîner : 1 gaspacho, 1 tranche de gigot d'agneau grillé (125 g) au gingembre et à la noix de muscade, 1 purée de carottes (200 g), 1 coupe de fruits rouges.

Deuxième jour

Petit déjeuner : 1 verre d'eau aromatisée ou 1 boisson chaude (thé, café, tisane), 1 bol de lait écrémé + 2 cuillères à café de cacao, 1/2 bol de fromage blanc 0 %.

Déjeuner : 1 tranche de jambon de Parme (50 g) + melon, pappardelles aux pignons, 1 pamplemousse.

Dîner : Carottes râpées au cumin, daurade au citron confit d'ail, aubergines au four (200 g) à la sauge, 1 yaourt 0 %, 1 poire cuite à la vanille.

Troisième jour

Petit déjeuner : 1 verre d'eau aromatisée ou 1 boisson chaude (thé, café, tisane), 1 bol de lait écrémé, 1 fruit de la passion.

Déjeuner : Salade mixte (6 crevettes et 1/3 d'avocat +

---

1. Les recettes font suite aux menus.

salade verte) (cf sauces), pappardelles aux petits légumes à l'huile d'olive, 1 yaourt nature sans sucre, 1 clémentine.

Dîner : 1/2 pamplemousse, 75 g de raclette ou parmesan, 2 pommes de terre à l'eau au poivron rouge, litchis.

Quatrième jour

Petit déjeuner : 1 verre d'eau aromatisée ou 1 boisson chaude (thé, café, tisane), 2 cuillères à café de pâte à tartiner au chocolat, 1 yaourt nature.

Déjeuner : Salade d'endives, penne à la tomate, au piment et au fromage de brebis, compote sans sucre ajouté.

Dîner : 1 salade de langoustine à la menthe, 1 part de comté, 40 g de pain, 1 orange.

Cinquième jour

Petit déjeuner : 1 verre d'eau aromatisée ou 1 boisson chaude (thé, café, tisane), 1 compote de rhubarbe, 25 g de fromage.

Déjeuner : 1 salade de cœurs de palmiers sauce yaourt 0 % et moutarde, pirrocheri aux feuilles de bettes et fromage, raisins.

Dîner : 1 salade verte à l'aneth, 2 œufs au plat au curry, 1/2 tranche de pain de campagne, 2 boules de sorbet diététique.

Sixième jour

Petit déjeuner : 1 verre d'eau aromatisée ou 1 boisson chaude (thé, café, tisane), 1 œuf à la coque, 1 bol de fromage blanc 0 %.

Déjeuner : Salade de chou râpé, spaghettis aux moules et aux courgettes, crème dessert.

Dîner : 1 salade de mâche au basilic, 1 (ou 2) tranche(s) de rôti de porc à la cannelle, ratatouille aux herbes de Provence (200 g), 1 bol de fraises.

Septième jour

Petit déjeuner : 1 verre d'eau aromatisée ou 1 boisson chaude (thé, café, tisane), 1 tranche de jambon (40 g), 1 poire.

Déjeuner : Salade de tomates + 50 g de mozzarella, pasta primavera, salade de fruits frais.

Dîner : 1 soupe de concombre à la menthe, 1 tranche de gigot de la mer à la muscade, riz basmati (70 g cru) au safran, 2 yaourts 0 %.

Et pourquoi pas une seconde semaine au dîner ?

Huitième jour

Petit déjeuner : 1 verre d'eau aromatisée ou 1 boisson chaude (thé, café, tisane), 1 verre de jus de fruits, 1 œuf à la coque.

Déjeuner : Salade de boulgour aux herbes, 1 escalope de poulet (100 g) au paprika, purée de brocolis (200 g) au poivre vert, 1 pêche.

Dîner : 1 macédoine de légumes au citron, conchiglie rigate aux aubergines et à l'aigre douce, 125 g de fromage blanc 0 %, 25 g de fromage, 1/2 pamplemousse.

Neuvième jour

Petit déjeuner : 1 verre d'eau aromatisée ou 1 boisson chaude (thé, café, tisane), 1 bol de lait écrémé + 5 cuillères à soupe de céréales.

Déjeuner : Poireau vinaigrette, foie de veau (150 g) à

la marjolaine, tagliatelles (50 g cru) aux fines herbes, 1 bol de fromage blanc 0 %.

Dîner : 1 œuf dur avec 1 salade verte, fettucine aux cèpes, pomme cuite au four.

Dixième jour

Petit déjeuner : 1 verre d'eau aromatisée ou 1 boisson chaude (thé, café, tisane), 40 de pain complet + 25 g de fromage.

Déjeuner : Salade de cœur de laitue et carvi, 1 filet de bar (150 g) saupoudré de menthe, endives à la vapeur (200 g), mirabelles à la fleur d'oranger.

Dîner : Carottes râpées citronnées, fusilli au thon et aux câpres, 1 yaourt aux fruits 0 % sans sucre.

Onzième jour :

Petit déjeuner : 1 verre d'eau aromatisée ou 1 boisson chaude (thé, café, tisane), 1 compote de fruits, 1 yaourt nature.

Déjeuner : radis au sel de thym, 1 cuisse de poulet grillé, poireaux au curcuma (200 g), 30 g de pain, 1 poire.

Dîner : 1 salade d'épinards frais avec 25 g de parmesan, macaroni au poulet et aux épinards, 1 fromage blanc 0 % avec un coulis de fruits frais.

Douzième jour

Petit déjeuner : 1 verre d'eau aromatisée ou 1 boisson chaude (thé, café, tisane), 1 tranche de jambon blanc(50 g) + 2 biscottes.

Déjeuner : Salade de tomates à l'estragon, 1 tranche

de saumon fumé (100 g), 1 toast, 1 yaourt 0 %, mousse à l'orange et au thym.

Dîner : 1/2 pamplemousse, penne à la scarole et au fromage fumé, 1 tranches d'ananas frais.

Treizième jour

Petit déjeuner : 1 verre d'eau aromatisée ou 1 boisson chaude (thé, café, tisane), 1 bol de fromage blanc 0 %, 3 à 4 cuillères à soupe de coulis de fruits.

Déjeuner : Salade de cœur de palmier à la moutarde forte, 2 tranches de jambon + tomates au four, 1 mousse au chocolat allégé du commerce.

Dîner : Strorrapretti à la tomate fraîche et au céleri, 2 yaourts 0 %, 1 salade de fruits frais.

Quatorzième jour

Petit déjeuner : 1 verre d'eau aromatisée ou 1 boisson chaude (thé, café, tisane), 1 tranche de pain de mie + 2 cuillerées à café de pâte à tartiner au chocolat.

Déjeuner : 1/2 avocat, 1 steak haché (125 g) + endives braisées sans matière grasse, 1 yaourt 0 %, 150 g de fruits rouges selon saison ou surgelés.

Dîner : 1 salade de fenouil, penne au saumon et poireaux, 1 yaourt aux fruits 0 %, 1 orange.

⋆

Recettes

• Linguini à la sardine et au fenouil sauvage :

Pour 4 personnes.

Ingrédients : 200 g de fenouils sauvages, 2 cuillères à

soupe d'huile d'olive, 1/2 oignon, 1 gousse d'ail, 200 g de filets de sardines fraîches sans les arêtes, 50 g de fenouil séché, 2 cuillères à soupe de vin blanc, 350 g de linguini (petits spaghettis), sel, poivre.

Couper les fenouils sauvages en quatre, puis les détailler en cubes. Dans une sauteuse, chauffer l'huile et faire revenir l'oignon haché. Ajouter l'ail en chemise, les cubes de fenouil et les filets de sardines. Parsemer de fenouil séché. Assaisonner. Arroser avec le vin blanc. Pendant ce temps, cuire les linguini 5 minutes dans de l'eau bouillante salée. Égoutter les pâtes. Les ajouter aux fenouils, après avoir ôté la gousse d'ail de la sauce.

• Daurade au citron confit à l'ail

Ingrédients : 2 dorades de 500 g levées en 8 filets, 2 œufs, 4 blancs d'œufs, 4 gousses d'ail, 2 citrons confits, 1/2 bouquet de cerfeuil, sel, poivre.

Mixer 4 filets de poisson avec les œufs, le cerfeuil, et la ciboulette pour faire une farce. Couper les citrons confits en petits dés. Poser 2 filets sur du papier sulfurisé, puis la farce et la moitié du citron. Saler, poivrer. Poser les autres filets par-dessus. Couper l'ail non pelé en quatre et le poser sur le dessus du mille-feuille. Fermer la papillote, faire cuire 35 minutes au four à 110 °C. Décorer avec un brin de ciboulette et le citron restant.

• Pappardelles aux pignons :

Pour 4 personnes.

Ingrédients : 160 g de pappardelles, 1 bouquet de basilic, 4 fonds d'artichauts surgelés, 150 g de petits pois surgelés, 100 ml d'eau gazeuse, 1 bouquet de persil plat, 1 gousse d'ail, 3 cuillères à soupe de vinaigre, 2 cuillères à soupe d'huile olive, 40 g de parmesan râpé, 40 g de pignons de pin, sel, poivre.

Faire cuire les pâtes *al dente* dans de l'eau bouillante salée 8 minutes. Laver le basilic et en ciseler la moitié. Mettre les fonds d'artichauts avec les petits pois dans une casserole. Ajouter un peu d'eau gazeuse, saler et poivrer. Couvrir et laisser chauffer pendant 5 minutes, ajouter le basilic ciselé. Partager les fonds d'artichauts en 4.

• Pappardelles aux petits légumes à l'huile d'olive :
Pour 4 personnes.

Ingrédients : 350 g de pâtes aux œufs, 100 g de courgettes, 100 g de carottes, 100 g de poireaux, 50 g de poivron jaune, 30 g de mange-tout, 40 g de peau d'aubergine avec 0,5 cm de chair, 3 cuillères à soupe d'huile d'olive, 40 g de persil plat, sel, poivre.

Éplucher tous les légumes et les détailler en julienne. Les blanchir dans de l'eau bouillante salée quelques minutes. Les rafraîchir aussitôt dans l'eau glacée. Cuire les pâtes dans de l'eau bouillante salée 3 minutes. Pendant ce temps, dans une sauteuse chauffer l'huile et faire revenir le persil haché grossièrement. Ajouter les légumes. Égoutter les pâtes et les ajouter aux légumes. Saler, poivrer et servir.

• Salade de langoustine à la menthe

Ingrédients : 16 grosses langoustines, 1 melon charentais, 400 g de melon d'eau, 400 g de pastèque, 1 citron vert, 4 cuillères à soupe d'huile, 1 cuillère à soupe de rhum blanc, piments oiseaux, gros sel.

Porter 2 l d'eau très salée à ébullition, avec 1 piment et le zeste de citron vert. Faire y cuire les langoustines

5 minutes. Égoutter, laisser tiédir, les décortiquer. Détailler la chair des melons et de la pastèque en billes. Dans un bol, mélanger le jus de citron, la menthe, le rhum, l'huile et le deuxième piment émietté. Poser les langoustines dans les assiettes et les entourer des billes de melon et de pastèque. Arroser de la sauce, décorer avec de la menthe.

• Penne à la tomate, au piment et au fromage de brebis :

Pour 4 personnes.

Ingrédients : 1 piment rouge, 2 cuillères à soupe d'huile d'olive, 400 g de penne, 100 g de pecorino râpé, sel et poivre.

Sauce tomate : 250 g de tomates bien mûres, 1/4 oignon, 2 cuillères à soupe d'huile olive ; 2 feuilles de basilic, sel et poivre.

Épépiner le piment. Le couper en rondelles. Dans une sauteuse, chauffer l'huile et le faire rissoler.

Préparer la sauce : pocher les tomates dans de l'eau bouillante 3 minutes. Les éplucher et les épépiner. Dans une casserole, faire revenir l'oignon ciselé dans l'huile d'olive. Ajouter les tomates et les feuilles de basilic. Faire cuire à feu moyen 15 minutes. Assaisonner en fin de cuisson et fouetter pour disperser les morceaux.

Pendant que les tomates mijotent, cuire les penne dans de l'eau bouillante salée 10 minutes. Ajouter les piments à la sauce tomate. Laisser cuire 5 minutes. Rectifier l'assaisonnement si nécessaire. Égoutter les pâtes et les ajouter à la sauce. Poivrer et saupoudrer le pecorino. Faire sauter et servir.

• Pirrocheri aux feuilles de blettes et fromage :

Pour 4 personnes.

Ingrédients : 300 g de pirrocheri, 1 grosse pomme de terre, 200 g de feuilles de blettes, 40 g de beurre, 5 brindilles de thym, 100 g de taleggio, 40 g de parmesan râpé, sel et poivre.

Éplucher la pomme de terre et la couper en bâtonnets. Détailler le vert des feuilles de blettes en julienne de 1 cm. Les faire revenir dans le beurre fondu. Saler et poivrer et ajouter le thym et les bâtonnets de pomme de terre. Mouiller avec un peu d'eau et cuire à feu doux 10 minutes.

Au bout de 5 minutes de cuisson des légumes, cuire les pâtes dans de l'eau bouillante salée 5 minutes. Enlever les légumes du feu. Égoutter les pâtes et les verser sur les légumes. Incorporer le taleggio coupé en dés, ainsi que le parmesan. Faire sauter et servir.

• Spaghetti aux moules et aux courgettes :

Pour 4 personnes.

Ingrédients : 1,5 l de moules, 4 cuillères à soupe d'huile d'olive, 1 branche de céleri, 1 gousse d'ail, 3 cuillères à soupe de vin blanc, 350 g de spaghetti, la peau de 6 courgettes, 50 g de persil plat haché, sel et poivre.

Nettoyer les moules. Dans une grande casserole, chauffer 2 cuillères à soupe d'huile et faire revenir la branche de céleri émincé avec la gousse d'ail en chemise. Ajouter les moules, mouiller avec le vin blanc et les faire ouvrir sur feu vif, en couvrant à mi-cuisson.

Laisser légèrement refroidir les moules avant de les décoquiller. Filtrer le jus de cuisson.

Faire cuire les spaghetti dans de l'eau bouillante

8 minutes. Pendant ce temps, pocher la peau des courgettes dans le jus des moules pendant 5 minutes. Ajouter le persil haché. Égoutter les pâtes et les verser sur les peaux de courgettes. Ajouter les moules et arroser du restant d'huile et poivrer abondamment. Mélanger et servir.

• Rôti de porc à la cannelle :

Ingrédients : 1 kg de rôti de porc ficelé en bardé, dans le filet ou l'échine, 4 oranges, 50 g de raisins secs, 2 cuillères à soupe de câpres, 1 petit oignon, 1 grosse gousse d'ail, 1 grosse cuillère à café de cannelle, 1 cuillère à café de gingembre en poudre, 1 grosse cuillère à soupe d'huile d'olive, sel, poivre.

Saler et poivrer le rôti, le rouler dans la cannelle et le gingembre. Dans une cocotte, chauffer l'huile avec l'ail écrasé. Y faire dorer la viande sous toutes ses faces. La retirer et ajouter l'oignon haché. Dès qu'il a fondu, égoutter le et presser pour éliminer l'excédent de graisse. Remettre le dans la cocotte avec le rôti. Mouiller avec le jus de 3 oranges et 15 cl d'eau. Couvrir. Laisser cuire 1 heure 15 à feu très doux, en arrosant régulièrement le rôti. Retirer l'ail, ajouter les raisins secs et les câpres. Faire cuire encore 15 minutes. Couper le rôti en fines tranches, puis le reconstituer en alternant raisins et câpres, entre chaque tranche. Entourer les tranches de l'orange restante.

• Gigot de la mer à la noix de muscade

Ingrédients : 1 queue de lotte de 1,2 kg, 4 fines tranches de poitrine fumée, 8 petites pommes, 1 citron, 60 g de beurre, 10 cl de crème à 5 % de matière grasse, 1 noix de muscade râpée, poivre.

Préchauffer le four thermostat 7 (210 °C). Graisser un moule à manqué avec 10 grammes de beurre. Peler les huit pommes et les disposer bien serrées dans le moule. Ajouter le beurre restant en parcelles. Faire cuire pendant 45 minutes. Mettre le poisson (sans l'arête centrale) dans un plat légèrement beurré, puis arroser de jus de citron. Poivrer et saupoudrer de noix de muscade. Entourer des tranches de poitrine fumée, puis faire cuire pendant 25 minutes. En fin de cuisson, ajouter la crème dans le jus de cuisson. Réchauffer les pommes pendant 5 minutes. Les disposer autour du gigot de lotte. Napper le poisson de la sauce, et poivrer avant de servir.

• Pasta primavera :

Pour 4 personnes.

Ingrédients : 1 courgette, 100 g de pois gourmands, 100 g de fèves, 1 cuillère à soupe d'huile d'olive, 1 cuillère à café de jus de citron, 1 botte de ciboulette fraîche, quelques brins de persil plat, 1 pincée de gros sel, 375 g de tagliatelles fraîches, sel et poivre.

Laver la courgette et les pois gourmands. Avec un couteau économe faire des tagliatelles de courgettes. Écosser les fèves. Les mettre à cuire dans une petite casserole d'eau bouillante salée pendant 2 minutes. Égoutter et enlever la peau. Dans une autre casserole d'eau bouillante salée, faire cuire les tagliatelles de courgettes et les pois gourmands pendant 2 minutes. Égoutter.

Réserver tous les légumes au chaud, les arroser avec 1 cuillère à café d'huile olive et 1 cuillère à café de jus de citron. Laver la ciboulette et le persil, hacher la ciboulette.

Dans une casserole, faire bouillir 2 l d'eau, ajouter une

cuillère à café d'huile olive et 1 pincée de gros sel. Jeter les pâtes et cuire 3 minutes. Égoutter.

Verser les pâtes dans un plat, répartir les légumes. Poivrer. Parsemer de ciboulette hachée et de feuilles de persil. Servir.

• Salade de boulgour aux herbes :

Ingrédients : 170 g de boulgour, 2 belles tomates, 1/2 poivron vert, 1 oignon blanc, 10 cl d'huile d'olive, 1/2 citron, 1/3 bouquet de coriandre, paprika doux, sel, poivre du moulin.

Cuire le boulgour 10 minutes à l'eau salée. L'égoutter et le verser dans un saladier avec la moitié de l'huile. Couper en tout petits dés les tomates pelées et épépinées. Émincer finement l'oignon. Épépiner le poivron et le couper en petits cubes. Verser tomates, poivron, oignon et l'huile restante sur le boulgour. Arroser de citron, assaisonner et mélanger. Hacher la coriandre et le persil lavés et séchés. Ajouter à la salade et remuer. Laisser reposer deux heures au frais. Mouler les salades dans les raviers et les démouler sur les assiettes. Parsemer de paprika doux.

• Conchiglie rigate aux aubergines et à l'aigre-douce :

Pour 4 personnes.

Ingrédients : 300 g d'aubergines, 4 cuillères à café d'huile olive, 1 oignon, 10 feuilles de basilic, 350 g de conchiglie rigate, 2 cuillères à soupe de vinaigre de vin vieux, sel.

Sauce tomate : 250 g de tomates bien mûres, 1/4 oignon, 2 cuillères à soupe d'huile olive, 2 feuilles de basilic, sel et poivre.

Préparer la sauce : pocher les tomates dans de l'eau bouillante 3 minutes. Les éplucher et les épépiner. Dans une casserole, faire revenir l'oignon ciselé dans l'huile d'olive. Ajouter les tomates et les feuilles de basilic. Faire cuire à feu moyen 15 minutes. Assaisonner en fin de cuisson et fouetter pour disperser les morceaux.

Couper les aubergines en dés et les faire revenir dans 2 cuillères à soupe d'huile. Ajouter l'oignon haché fin. Mouiller avec la sauce tomate. Parsemer de basilic ciselé en julienne. Assaisonner. Laisser cuire à feu doux 15 minutes.

Au bout de 7 minutes de cuisson des aubergines, cuire les pâtes dans de l'eau bouillante salée 8 minutes. Les égoutter et les ajouter à la sauce. Arroser de vinaigre et faire sauter. Verser le reste d'huile. Mélanger et servir.

• Fettucine aux cèpes :

Pour 4 personnes.

Ingrédients : 350 g de fettucine, 200 g de cèpes, 1 tomate, 2 gousses d'ail, 3 cuillères à soupe d'huile d'olive, 20 g de fleurs de thym, 40 g de parmesan râpé, sel et poivre.

Nettoyer les cèpes. Les couper en fines lamelles dans le sens de la hauteur. Plonger la tomate dans l'eau bouillante quelques minutes, la peler, l'épépiner et la concasser. Éplucher les gousses d'ail et les hacher. Cuire les fettucine dans de l'eau bouillante salée 3 minutes. Pendant ce temps, chauffer l'huile dans une sauteuse et faire revenir l'ail, ajouter les cèpes, le thym et la tomate. Assaisonner. Laisser cuire 3 minutes. Égoutter les pâtes et les incorporer aux cèpes. Saupoudrer de parmesan. Faire sauter et servir.

• Mirabelles à la fleur d'oranger :

Ingrédients : 750 g de mirabelles, 170 ml de vinaigre de framboise, 125 ml de fleur d'oranger, 75 g de sucre, 1/2 cuillère à café de poivre en grains, 1 clou de girofle.

Rincer et essuyer les mirabelles. Dans une casserole inoxydable, porter le vinaigre à ébullition avec le sucre. Laisser frémir 2 minutes. Ajouter les mirabelles. Faire cuire 2 minutes. Retirer les fruits avec une écumoire. Les mettre dans un bocal. Porter à nouveau le vinaigre de cuisson à ébullition avec le poivre et le clou de girofle. Verser le jus sur les mirabelles, puis ajouter la fleur d'oranger. Laisser reposer 24 heures avant de servir.

• Fusilli au thon et aux câpres :

Pour 4 personnes.

Ingrédients : 100 g de câpres, 300 g de thon frais, 4 cuillères à soupe d'huile d'olive, 3 cuillères à soupe de vin blanc, 350 g de fusilli, 3 brindilles de thym, sel et poivre.

Sauce tomate : 250 g de tomates bien mûres, 1/4 d'oignon, 2 cuillères à soupe d'huile olive, 2 feuilles de basilic, sel et poivre.

Rincer les câpres.

Préparer la sauce tomate : pocher les tomates dans de l'eau bouillante 3 minutes. Les éplucher et les épépiner. Dans une casserole, faire revenir l'oignon ciselé dans l'huile d'olive. Ajouter les tomates et les feuilles de basilic. Faire cuire à feu moyen 15 minutes. Assaisonner en fin de cuisson et fouetter pour disperser les morceaux.

Couper le thon en gros dés et le faire rissoler dans la moitié de l'huile. Lorsqu'il est bien doré, ajouter les câpres. Mouiller avec le vin blanc. Verser la sauce tomate et laisser cuire à feu doux 5 minutes. Cuire les fusilli dans de l'eau bouillante salée 8 minutes. Égoutter les fusilli et les verser dans la sauce. Ajouter l'origan. Assaisonner et servir.

Macaroni au poulet et aux épinards :

Pour 4 personnes.

Ingrédients : 1/2 poulet, 1 carotte, 1 oignon, 1 branche de céleri, 3 cuillères à soupe d'huile d'olive, 1 gousse d'ail, 3 cuillères à soupe de vin blanc, 320 g de macaroni, 60 g de pousses d'épinards frais, sel et poivre.

Désosser le poulet et couper la chair en petits dés. Éplucher la carotte, l'oignon et le céleri. Les détailler en petits dés. Dans une sauteuse, chauffer 2 cuillères à soupe d'huile, ajouter l'ail haché. Mouiller avec le vin blanc. Assaisonner. Laisser cuire 10 minutes. Pendant ce temps, cuire les macaronis à couvert dans l'eau bouillante salée 10 minutes.

Égoutter les pâtes et les verser dans le mélange poulet/légumes. Dans une poêle contenant le restant d'huile, faire rissoler les épinards 2 minutes. Les assaisonner et les ajouter aux macaronis. Faire sauter et servir.

• Mousse à l'orange et au thym :

Ingrédients : 750 g d'oranges non traitées, le jus d'1/3 de citron, 40 g de sucre en poudre, 350 g de fromage blanc 0 %, 1 cuillère à café de thym moulu.

Râper le zeste d'une orange et presser les autres fruits. Dans un saladier, mélanger le sucre, le jus de citron, celui des oranges, le zeste râpé et le thym. Dans une casserole à fond épais, faire chauffer cette préparation à feu doux, sans faire bouillir et sans cesser de remuer.

Lorsque celle-ci nappe la cuillère en bois, la verser sur le fromage blanc et battre le tout au fouet. Verser dans quatre coupes et faire prendre au réfrigérateur.

• Penne à la scarole et au fromage fumé :

Pour 4 personnes.

Ingrédients : 300 g de scarole, 3 cuillères à soupe d'huile olive, 3 cuillères à soupe de jus de viande, 350 g de penne, 200 g de provola, sel et poivre.

Laver la scarole et la couper en grosse julienne. Verser l'huile dans une sauteuse et faire fondre la scarole. Arroser avec le jus de viande, assaisonner et laisser cuire 5 minutes. Pendant ce temps, cuire les penne dans de l'eau bouillante salée 10 minutes. Égoutter les pâtes et les verser sur la scarole. Ajouter la provola coupée en dés et poivrer. Faire sauter et servir.

• Strorrapretti à la tomate fraîche et au céleri :

Pour 4 personnes.

Ingrédients : 400 g de strorrapretti, 200 g de tomates, 100 g de branche de céleri, 3 cuillères à soupe d'huile olive, 1 gousse d'ail, 30 g de parmesan râpé, 50 g de feuilles blanches de céleri, sel et poivre.

Couper les tomates en deux et les épépiner. Hacher la chair. Éplucher la branche de céleri et la couper en julienne. Chauffer l'huile dans une poêle et faire rissoler la julienne de céleri avec la gousse d'ail en chemise. Ajouter les tomates. Saler et poivrer. Laisser cuire doucement 15 minutes. Pendant ce temps, cuire les strorrapretti dans de l'eau bouillante salée 5 minutes. Égoutter les pâtes et les mettre dans le concassé de tomates, après avoir ôté la gousse d'ail. Ajouter le parmesan et faire sauter. Disperser les feuilles de céleri coupées en julienne et servir.

• Penne au saumon et poireaux :

Pour 4 personnes.

Ingrédients : 200 g de poireaux, 4 cuillères à soupe d'huile d'olive, 2 brins d'aneth, 350 g de penne, 200 g de saumon, 2 cuillères à soupe de cognac, 6 cuillères à soupe de fumet de poisson, sel et poivre.

Nettoyer les poireaux et les couper en julienne. Verser 2 cuillères à soupe d'huile olive dans une cocotte. Ajouter les poireaux et un brin d'aneth. Assaisonner et cuire sur feu doux 20 minutes.

Au bout de 10 minutes de cuisson des poireaux, cuire les penne dans de l'eau bouillante salée 10 minutes. Détailler le saumon en gros dés. Les faire sauter dans le reste d'huile. Flamber au cognac. Mouiller avec le fumet de poisson et cuire 5 minutes.

Mélanger la julienne de poireaux avec les dés de saumon. Égoutter les penne et les ajouter au mélange poireaux/saumon. Parsemer de pluches d'aneth restantes. Faire sauter et servir.

Menus tartines
Un peu de pain pour mincir !

Autre idée reçue, un régime peut supporter le pain. Mieux, il est même un symbole puisque c'est l'aliment complet avec lequel nous sommes élevés depuis notre naissance.

Le pain contient 230 calories pour 100 g, 8 grammes de protéines et 50 g de glucides, notamment sous forme complexe. Source importante en vitamine B, il est aussi riche en magnésium – 30 mg pour le pain blanc et 90 mg pour le pain complet – mais aussi en cuivre : 0,12 mg pour 100 g. Ne contenant pas de graisses – sauf lorsqu'il est acheté sous forme industrielle –, il impose aussi un effet extrêmement rassasiant. En outre, le plaisir d'en consommer dans un régime transforme l'alimentation et nous apprend à mieux la gérer sans réduire le plaisir.

Afin de continuer dans la provocation et dans la lutte contre les idées reçues, j'ai même tenu à faire figurer une semaine de repas composés exclusivement de tartines. Bien entendu, vous pouvez croiser les journées de ce régime avec les autres. N'oubliez pas, enfin, que rien n'est meilleur que le pain frais acheté... tôt le matin.

★

Menus [1]

Premier jour

Petit déjeuner : 1 boisson chaude, 2 Wasa au seigle, 25 g de fromage (50 % de matière grasse maxi), 1 yaourt 0 %.

Déjeuner : 1/2 avocat nature, 2 œufs durs, 2 yaourts 0 %, 1 poire.

Dîner : 1 potage de légumes (sans pommes de terre ni matière grasse), 1 tartine au crabe ou 1 tartine chaude au chèvre, 125 g de fromage blanc 0 %.

---

1. Les recettes font suite aux menus.

Deuxième jour

Petit déjeuner : 1 boisson chaude, 1 tranche de pain aux noix (30 g), 125 g de fromage blanc 0 %, 1 tranche de jambon dégraissé.

Déjeuner : 500 g de fromage blanc 0 %, 3 mandarines (150 g).

Dîner : 1 salade d'endives, 1 tartine suédoise ou 1 part de tarte à la tapenade, 1 yaourt 0 %, 1 à 2 kiwis (200 g)

Troisième jour

Petit déjeuner : 1 boisson chaude, 1 tranche de pain brioché (40 g), 1 bol de lait écrémé, 3 cuillères à café de chocolat en poudre.

Déjeuner : 1 petite assiette de tomates/mozzarella arrosée de vinaigre balsamique, 1 yaourt 0 %, 1/2 mangue (200 g).

Dîner : Poireau à la vapeur, 1 tartine du bistrot ou 1 tartine végétarienne, 1 orange (150 g).

Quatrième jour

Petit déjeuner : 1 boisson chaude, 6 cuillères à soupe de céréales, 1 bol de lait écrémé, 1 kiwi.

Déjeuner : 1 salade verte, 1 omelette avec 3 œufs, 1/2 pamplemousse.

Dîner : 1 soupe de tomates, 1 panini au parmesan ou 1 toast forestier, 2 boules de sorbet ou mousse au chocolat.

Cinquième jour

Petit déjeuner : 1 boisson chaude, 1 toast (20 g), 1 compote de fruits, 1 verre de lait écrémé, 1 part individuelle de fromage.

Déjeuner : 1 salade composée (laitue, céleri...) au poulet et au gruyère, 1 poire (150 g).

Dîner : 1 soupe de courgettes, 1 tartine au thon, 1 yaourt 0 %, 1 à 2 kiwis (200 g).

Sixième jour

Petit déjeuner : 1 boisson chaude, 1 brioche (60 g), 1 cuillère à café de miel, 1 yaourt 0 %.

Déjeuner : 200 g de poisson en papillote, 2 petites pommes de terre à l'eau, 1 compote de pommes à la cannelle (150 g).

Dîner : 1 potage de potiron, 1 tartine fromagère ou 1 tartine campagnarde, 1 salade de fruits frais.

Septième jour

Petit déjeuner : 1 boisson chaude, 1 tranche de pain (40 g), 10 g de beurre, 2 cuillères à café de confiture, 1 yaourt 0 %.

Déjeuner : 1 steak haché (100 g), 1 assiette de légumes vapeur, 1 pomme (150 g).

Dîner : 1 potage chinois, 1 tartine indienne ou 1 part de tarte aux épinards, 8 à 10 litchis frais (150 g).

⋆

Recettes

• Tartine au crabe

Ingrédients : pain de seigle (70 g), 100 g de chair de crabe ou de râpé de la mer, 1/2 avocat, 1/2 pamplemousse rose, 1/2 oignon (rouge ou blanc), 1/2 citron.

Mixer la chair de l'avocat et l'oignon, ajouter le jus du

demi-citron. Éplucher le pamplemousse. Le couper en cubes. Tartiner la crème d'avocat sur le pain de seigle, puis ajouter le crabe émietté ou le râpé de la mer et les cubes de pamplemousse.

• Tartine chaude au chèvre :

Ingrédients : pain aux céréales (80 g), fromage de chèvre frais (80 g), 1/2 cuillère à café de crème fleurette, thym.

Mélanger le fromage et la crème. Étaler ce mélange crémeux sur le pain et faire griller quelques minutes au four. Parsemer de thym au moment de servir.

• Tartine suédoise :

Ingrédients : pain brioché (50 g), 4 cuillères à café de tsatziki, 1 tranche de saumon fumé, 1 cuillère à café d'œufs de saumon, quelques brins d'aneth.

Faire griller légèrement le pain et le tartiner d'une couche épaisse de tsatziki. Découper le saumon en lamelles fines et le disposer sur le pain. Décorer avec les brins d'aneth et les œufs de saumon.

• Tarte à la tapenade :

Ingrédients : un rouleau de pâte feuilletée, une ou deux barquettes de tomates cerises, un pot de tapenade (100 g), 3 cuillères à soupe de basilic frais haché.

Faire précuire la pâte feuilletée à four chaud (210°) pendant 10 minutes. Laisser refroidir. Étaler la tapenade (100 g). Disposer, bien serrées, les tomates cerises lavées, séchées et coupées en deux. Saupoudrer de basilic. Remettre au four chaud un quart d'heure environ et servir.

• Tartine du bistrot :

Ingrédients : pain Poilâne (60 g), rosbif froid tranché très finement (100 g), moutarde forte (à volonté), 4 rondelles de tomates, feuilles de laitue, persil.

Sur le pain, étaler la moutarde en une couche régulière, puis ajouter les feuilles de laitue lavées et essorées, les rondelles de tomates et les tranches de rosbif. Décorer avec quelques brins de persil.

• Tartine végétarienne :

Ingrédients : baguette (60 g), 1/4 de concombre, 1 petite tomate, 2 œufs durs, 5 radis, feuilles de salade, 1 cuillère à soupe de câpres, 1 cuillère à café de moutarde, huile d'olive, jus de citron, sel, poivre.

Mélanger l'huile, la moutarde et le jus de citron. Découper la salade en lamelles et les œufs, les radis et le concombre épépiné en rondelles. Superposer les légumes en commençant par la salade. Arroser de sauce. Terminer avec les œufs et les câpres.

• Tartine au parmesan :

Ingrédients : 1/2 panini, 100 g de filet de bœuf, copeaux de parmesan (15 g), 1 cuillère à café de basilic ciselé, 1/4 de citron, 1 cuillère à café de câpres, laitue, sel, poivre.

Placer la viande 1 heure au congélateur. L'émincer. Mélanger l'huile, le basilic et le jus de citron et verser sur la viande. Saler, poivrer, parsemer de câpres et laisser mariner. Faire griller le panini. Ajouter des feuilles de laitues, le carpaccio et le parmesan.

• Toast forestier :

Ingrédients : pain Poilâne (60 g), 1 sachet de champignons surgelés + 5 girolles, 10 g de beurre, 2 échalotes émincées, 1/2 citron, 25 g de crème allégée, 2 cuillères à soupe de persil, sel et poivre.

Faire fondre le beurre avec les échalotes, les champignons hachés et le jus de citron. Saler et poivrer. Faire cuire à feu vif. Ajouter la crème et laisser réduire. Faire sauter les girolles. Griller le pain, recouvrir avec les champignons, puis les girolles et le persil.

• Tartine provençale :

Ingrédients : pain aux olives (50 g), 150 g de ratatouille (congelée), 50 g de mozzarella, ail, quelques brins de thym, fines herbes, sel et poivre du moulin.

Faire cuire la ratatouille sans matières grasses avec l'ail, le thym, les herbes, le sel et le poivre. Laisser tiédir puis tartiner sur la tranche de pain. Ajouter le fromage découpé en rondelles. Faire dorer au four.

• Tartine au thon :

Ingrédients : pain de mie toasté (60 g), 1 œuf dur, 1 oignon blanc haché, 90 g de thon au naturel, 1 cuillère à soupe de moutarde, 1 cuillère à soupe de fromage blanc 0 %, persil ciselé, jus de citron, sel, poivre.

Mixer l'oignon, le thon, la moutarde, le fromage blanc et le jus de citron. Saler, poivrer. Faire prendre au congélateur, dans une terrine. Couper en tranches et les disposer sur le pain. Ajouter l'œuf dur en rondelles et le persil. Vous pouvez aussi étaler le mélange directement sur le pain.

• Tomate fromagère :

Ingrédients : 4 Wasa au seigle, 100 g de fromage de chèvre (ou de fromage frais), 1/3 concombre découpé en rondelles, 1 oignon blanc, 1 rondelle de citron, quelques brins de ciboulette, poivre et déguster.

Peler et épépiner le concombre. Le couper en rondelles. Hacher l'oignon, incorporer oignon et concombre au fromage et saler. Déposer sur chaque Wasa le concombre et le fromage. Décorer avec la ciboulette et un peu de pulpe de citron. Poivrer et déguster.

• Tartine campagnarde :

Ingrédients : pain complet (60 g), 100 g de foie de veau en lamelle, roquette, 2 oignons blancs, sel et poivre.

Éplucher les oignons et les couper en rondelles. Les faire cuire au micro-ondes avec quelques gouttes d'eau. Faire revenir les lamelles de foie de veau dans une poêle antiadhésive puis ajouter les oignons. Intercaler sur le pain la roquette et la viande. Saler, poivrer et déguster.

• Tartine indienne :

Ingrédients : pain complet aux raisins (60 g), 100 g de blanc de poulet découpé en lamelles, 1 yaourt brassé 0 %, 1 cuillère à café de curry en poudre, quelques feuilles de laitue, huile.

Faire griller le poulet à la poêle ou sur un gril légèrement huilé. Mélanger le yaourt avec le curry puis y ajouter la viande. Sur le pain, étaler la salade hachée puis recouvrir de poulet. Parsemer de curry.

• Tartine aux épinards :

Ingrédients : 1 rouleau de pâte brisée, 300 g d'épinards

hachés, 150 g de jambon, 150 g de fromage blanc 0 %, 2 petits-suisses à 40 %, 50 g de fromage râpé, 1 œuf, 50 g de farine, sel, poivre.

Mélanger la farine et les petits-suisses, saler et poivrer. Étaler sur le fond de tarte précuit avec les épinards, le jambon et le fromage. Battre l'œuf et le fromage blanc. Verser sur la tarte. Enfourner 20 minutes à 270 °C.

Et pourquoi pas une semaine végétarienne ?

Contrairement à une énième idée reçue les régimes végétariens ne sont absolument pas dangereux. Là encore, on mélange tout : car ce sont les régimes végétaliens qui présentent des risques dans la mesure où ils suppriment tous les aliments contenant des protéines animales. Dès lors, les personnes qui les suivent sont victimes au bout de quelque temps de carences en acides aminés essentiels, lesquelles augmentent les risques d'infection et la fatigue et diminuent la résistance aux maladies et les capacités intellectuelles. Un bon régime végétarien contient, de son côté, forcément des protéines de lait, des laitages et/ou des fromages. Ce qui suffit, en les croisant aux protéines d'origine végétale, à remplir tous les besoins d'un homme. Les régimes végétariens riches en fibres sont en outre excellents pour le transit intestinal. Il faut se méfier toutefois chez les femmes d'une petite carence en fer, évitable si l'on consomme largement des lentilles, des biscottes complètes voire quelques comprimés prescrits par votre médecin.

Vous pouvez, certes, fabriquer votre propre régime

végétarien mais j'ai tenu à faire figurer quelques recettes beaucoup plus originales que d'ordinaire. À vous aussi, si vous le souhaitez, de composer votre propre semaine : attention toutefois, la corvée d'épluchage est forcément plus pénible. Mais vous pouvez aussi largement utiliser les légumes surgelés ou en conserve qui présentent un avantage nutritionnel au moins égal à celui des légumes frais : n'ayant pas été longtemps exposé à l'air ils sont plus riches en vitamines, en oligoéléments et en minéraux.

⋆

Menus [1]

Premier jour

Petit déjeuner : 2 biscottes, 25 g de fromage, 1 yaourt 0 %, 1 orange pressée.

Déjeuner : 1/2 avocat sans huile, 2 œufs durs, 2 yaourts 0 %, 1 poire.

Dîner : Poivrons farcis, 1 lait de fraise (1 verre d'eau + 1 cuillère à café de poudre d'amandes + 120 g de fraises mixées).

Deuxième jour

Petit déjeuner : 1 œuf à la coque, 250 g de fromage blanc 0 %, 30 g de pain.

Déjeuner : 1 hamburger végétal (100 g), 1 assiette de légumes à la vapeur (tomates, carottes, brocolis), 1 pomme (150 g).

---

1. Les recettes font suite aux menus.

Dîner : 1 crêpe farcie au riz sauvage, 1 à 2 kiwis (200 g), 1 yaourt 0 %.

Troisième jour

Petit déjeuner : 1 bol de lait 0 %, 3 cuillères à café de chocolat, 1 croissant.

Déjeuner : 1 salade de tomates avec 100 g de mozzarella, 1 yaourt 0 %, 1/2 mangue (200 g).

Dîner : 2 poireaux vinaigrette, flan aux asperges, 1 orange (150 g).

Quatrième jour

Petit déjeuner : Café ou thé à volonté, 1 pancake, 1 cuillère à soupe de sirop d'érable, 1 yaourt à 0 %.

Déjeuner : 2 toasts au fromage (60 g de pain + 75 de fromage) le tout gratiné au four, 1 orange.

Dîner : Salade de tomates, 2 œufs à la coque, 1 portion de crumble diététique.

Cinquième jour

Petit déjeuner : 1 crumble diététique, 1 yaourt 0 %, 1 clémentine.

Déjeuner : 1 omelette aux champignons avec 3 œufs, 1 petite banane.

Dîner : Betteraves en salade, 1 part individuelle de pizza, 1/2 pamplemousse.

Sixième jour

Petit déjeuner : 1 bol de lait 0 %, 6 cuillères à soupe de céréales à moins de 400 kcal/ 100 g, 1 kiwi (80 g).

Déjeuner : 1 salade laitue, omelette avec 3 œufs, 1 pamplemousse.

Dîner : Chili sine carne, 2 boules de sorbet fraise.

Septième jour

Petit déjeuner : 1 bol de lait 0 %, 4 crackers, 25 g de gouda.

Déjeuner : 1 salade de soja, 1 assiette de légumes chinois (en bocal) sautés, 1 grappe de raisin (125 g).

Dîner : 1 assiette de carottes râpées en salade, tofu frit aux poivrons verts, 2 yaourts aux fruits à 0 %.

★

Recettes

• Poivrons farcis :

Pour 4 assiettes : 250 g de riz long grain, 4 gros poivrons verts, 4 tomates, 2 oignons, 1 œuf, 4 cuillères à café de crème allégée, 1/2 l de bouillon de légumes, 2 cuillères à soupe de farine, sel, poivre.

Enlever le capuchon des poivrons, les épépiner et les faire blanchir 3 minutes. Faire cuire le riz puis les oignons hachés 3 minutes au micro-ondes. Mélanger, saler et poivrer. Incorporer l'œuf. Dans une cocotte, faire chauffer la farine et le bouillon mélangés au fouet, ajouter les tomates coupées. Farcir les poivrons du mélange, recouvrir de crème. Enfourner 30 minutes.

• Crêpes farcies au riz sauvage :

Pour 4 personnes.

Ingrédients : 2 crêpes au froment, 120 g de riz sauvage, 120 g de champignons, 1 tomate, 1 oignon, 600 ml de bouillon de légumes, 2 branches de céleri, 1 cuillère à soupe de sauce soja, 1/2 cuillère à café de sarriette, 1 cuillère à soupe d'huile, sel, poivre.

Faire cuire 45 minutes le riz dans le bouillon avec la moitié de l'oignon haché. Faire frire le reste de l'oignon et les champignons coupés. Ajouter le riz et les autres ingrédients. Faire cuire 15 minutes, saler, poivrer. Farcir les crêpes avec la préparation et réchauffer 10 minutes au four à 180 °C.

• Flan aux asperges

Pour 4 personnes.

Ingrédients : 250 g de pain, 20 ml de lait écrémé + 1 bol pour faire tremper le pain, 500 g d'asperges vertes, 3 œufs, cerfeuil, sel, poivre, muscade.

Faire tremper les morceaux de pain dans le lait. Éplucher les asperges et les lier en bottes. Faire les cuire à l'eau bouillante salée en 15 minutes. Réserver une huitaine de pointes. Mixer le reste des asperges, réduire en purée le pain et mélanger. Incorporer les œufs et le lait. Saler, poivrer, ajouter la muscade et le cerfeuil ciselé. Dans un moule antiadhésif, verser la préparation. Faire cuire au four préchauffé (thermostat 6) 40 minutes environ. Décorer avec les pointes d'asperges. Servir chaud.

• Crumble diététique :

Pour 4 personnes.

Ingrédients : 500 g de pommes douces (golden), 10 crackers diététiques (Taillefine par exemple), 50 g de poudre d'amandes, 200 g de framboises congelées, 1 cuillère à café de calvados dans 1/2 verre d'eau.

Éplucher les pommes, retirer les pépins puis les couper en morceaux. Dans une casserole, les faire cuire avec un peu d'eau. Dans un plat, mettre les framboises congelées et les pommes cuites parfumées au calvados. Parsemer sur le dessus les crackers réduits en miettes et la poudre d'amandes. Mettre au four sur thermostat 6 pendant 25 minutes.

• Pizza :

Pour 4 personnes.

Ingrédients : 1 pâte brisée de 200 g, 1 boîte de tomates pelées (500 g), 4 à 5 tomates fraîches, 2 gros oignons, 20 g de beurre, 2 cuillères à soupe de gruyère râpé (facultatif), 12 olives noires, herbes de Provence, 1 cuillère à soupe d'huile d'olive.

Faire revenir les oignons en morceaux dans l'huile. Extraire le jus de tomates pelées, faire réduire les tomates pelées avec les herbes, jusqu'à évaporation des 3/4 du liquide. Mélanger les tomates et oignons. Couper les tomates en rondelles. Étaler la pâte dans un plat précuire 5 minutes thermostat 8. Verser le mélange oignons-tomates. Recouvrer avec les tomates. Ajouter les olives et le gruyère. Enfourner 30 minutes sur thermostat 8.

• Chili sine carne :

Pour 4 personnes.

Ingrédients : 1 grande boîte de tomates, 2 poivrons en dés, 3 oignons moyens, 3 gousses d'ail, 1 petite boîte de haricots nains rouges, 1 petite boîte de haricots noirs, 350 g de maïs en grains, 70 g de boulgour (blé concassé), 1 cuillère à soupe de cumin, 1/4 cuillère à soupe de cumin, 1/4 cuillère à café de poivre de Cayenne, coriandre fraîche, sel et poivre.

Faire frire dans l'huile d'olive les oignons hachés avec les épices. Ajouter l'ail, les poivrons, faire revenir 1 minute. Incorporer les tomates, 250 ml d'eau et porter à ébullition. Ajouter les haricots, le maïs, et le boulgour. Laisser mijoter 15 minutes. Saler et poivrer. Décorer de coriandre et servir.

• Tofu frit aux poivrons verts :

Pour 2 personnes.

Ingrédients : 1/2 brique de tofu, 1 à 2 poivrons verts, 1 cuillère à soupe d'huile, 3 à 4 cuillères à soupe de tamaris (rayon exotique des grandes surfaces), sel.

Égoutter le tofu, le couper en dés et le faire frire dans l'huile jusqu'à ce qu'il soit bien cuit. Laver les poivrons, les couper et retirer le pédoncule. Les épépiner et les hacher finement. Ajouter les poivrons verts, le tamaris et le sel, mélanger, couvrir et laisser mijoter pendant 5 à 6 minutes. Servir chaud.

NB : si vous n'aimer pas le tamaris, assaisonner ce plat de gingembre frais râpé.

Chapitre 19

QUELS SONT LES ALIMENTS ÉQUIVALENTS ?

Je mentionne souvent des « aliments équivalents » pour remplacer tel ou tel produit. Mais quels sont-ils ?

★

125 grammes de viande maigre (cheval, bœuf, veau, filet de dinde, rôti de dindonneau, gigot maigre, rôti ou côtes de porc très maigres, viande hachée) peuvent se remplacer par :

- 150 à 175 grammes de poisson maigre sans déchets (merlan, colin, morue, carrelet, limande, sole, congre, lieu, aiglefin, dorade, loup, cabillaud, sar, rouget, turbot... en consommer plusieurs fois par semaine) ou **125 grammes de thon ou de saumon** ;

• 150 grammes de crustacés ou coquillages (crevettes, langoustines, crabe, langouste, homard, 6 huîtres, seiche, coquilles saint-jacques) **pesés sans les déchets** ;
• 85 grammes de volaille (poids cuit – poulet, pintade, faisan à consommer **sans la peau**, rôti de veau) ;
• 85 grammes de jambon dégraissé non persillé (2 tranches) ;
• 2 yaourts entiers + un œuf dur ou 25 grammes de fromage à moins de 50 % de matière grasse ;
• 3 œufs ou 2 œufs + une demi-tranche de jambon ou deux œufs + 25 grammes de fromage à moins de 50 % de matière grasse ;
• 75 grammes de fromage à moins de 50 % de matière grasse.

★

Vous pouvez consommer les légumes suivants, crus en guise de crudités et cuits en guise de fibres cuites :

Artichauts entiers, asperges, aubergines, betteraves, blettes, brocolis, cardons, carottes, céleris raves, cèpes, champignons de Paris, choux blancs, choux verts, choux-fleurs, choux rouges, choucroute cuite non cuisinée, concombres, cœurs de palmier, côtes de céleri, courgettes, endives, épinards, fenouils, girolles, haricots verts, navets, oignons, oseille, poireaux, poivrons, potirons, pousses de soja, salades, radis, tomates...
Se contenter de 100 grammes pour les choux de Bruxelles, les fonds d'artichauts, les petits pois, les salsifis, le maïs.

★

Vous pouvez remplacer 1 yaourt à 0 % de matière grasse par :

- 125 grammes de fromage blanc à 0 % de matière grasse ;
- 200 ml de lait écrémé à 0 % de matière grasse ;
- 20 grammes de poudre de lait écrémé (deux cuillerées à soupe).

★

Vous pouvez remplacer 25 grammes de fromage à moins de 50 % de matière grasse (soit une portion individuelle du commerce) par :

- 1 yaourt entier sans sucre ;
- 200 ml de lait 1/2 écrémé ;
- 125 g de fromage blanc à 20 % de matière grasse ;
- 1/2 tranche de jambon ;
- 1 œuf.

★

Vous pouvez consommer 150 grammes (soit un fruit de taille moyenne) des fruits suivants :

- Pommes, poires, oranges, abricots, pêches, mandarines, clémentines, kiwis...

Mais ATTENTION :

- Vous avez le droit de prendre 300 grammes de melon ou 200 grammes de fraises, pastèques, mûres, myrtilles, ananas, pamplemousse.
- Vous ne pouvez consommer que 125 grammes de cerises ou raisin ou 80 grammes de banane.

Chapitre 20

AU BONHEUR DES ÉPICES ET DES HERBES

Les hommes ont toujours su rehausser la saveur et le parfum de leurs aliments à l'aide des propriétés aromatiques et gustatives de certaines plantes et de leurs dérivés. Il n'est pas raisonnable de leur prêter des propriétés nutritives au sens d'apport de nutriments. Cependant, tous les épices et aromates ont des propriétés stimulantes au niveau des sécrétions digestives. Voici donc un tableau très complet des épices qui permettent de gommer la monotonie d'un régime.

NOM	PRESENTATION	UTILISATION	ACCORDS
CURRY	En poudre En pâte	Cuit pour relever l'assaisonnement	– avec le poulet, l'agneau, les crustacés – le riz – les légumineuses
CUMIN	Graines entières	Cru Cuit En pâtisserie	– avec les choux, choucroutes, pommes de terre – dans la soupe de légumes ⇨ **à essayer** avec des pommes au four
MUSCADE	Râpée	Cuite	– dans les plats de pommes de terre – dans les gratins de légumes et plats à base de chou – avec le veau, l'agneau, la viande hachée, les plats à base de fromage ⇨ **à essayer** sur de l'ananas frais, oranges, fraises
CLOU DE GIROFLE	Clous entiers ou en poudre	Cuit en pâtisserie	– dans les potages – riz pilaf, chou
PAPRIKA	Poudre	Cuit	– dans les marinades pour viandes – plats à base d'œufs et poissons
POIVRE	Grains entiers, séchés, en poudre Poivre vert en saumure	Cru ou cuit	– dans les marinades – fraîchement moulu dans pratiquement tous les plats
SAFRAN	Filaments ou en poudre	Cuit avec modération car il peut rendre le plat amer	– dans le riz – dans les soupes de poisson et avec les poissons
VANILLE	Gousse entière, sucre vanillé, essence	Cuite	– dans les yaourts et produits lactés – dans les compotes, les entremets
CANNELLE	Bâtons entiers, poudre	Cuite	– dans les yaourts, les salades de fruits ou les fruits au four

★

LES HERBES

Les herbes, par leur richesse en sels minéraux, conviennent également aux régimes pauvres en sel et apportent un surcroît de plaisir gustatif.

NOM	PRESENTATION	UTILISATION	ACCORDS
BASILIC	Haché ou pilé	Feuilles entières ou ciselées Perd son arôme à la cuisson	– dans les végétaux, potages, pâtes – sur les salades vertes, avec les tomates cuites ou crues, les aubergines, les courgettes, les poivrons – avec la volaille, le veau – en omelette
SARRIETTE	Fraîche, séchée et en poudre	Cuite	– dans les farces, les sauces, les potages, les légumes verts, les légumes secs – dans les plats chauds de tomates ou de concombre, les gratins de légumes, la volaille
ANETH	Frais, en graines ou en poudre	Frais : s'ajoute au plat cuit avant de servir, sinon s'utilise en début de cuisson	– avec les poissons cuits en papillotes – avec les salades de concombre, de pommes de terre
ESTRAGON	Frais, séché, en poudre, vinaigre à l'estragon	Cru ou cuit	– dans les omelettes et autres formes d'œufs – dans les veloutés de légumes, les tomates, les viandes blanches et les vinaigrettes
CERFEUIL	Herbe fraîche et séchée	Cru ou éventuellement cuit	– avec le poisson, les œufs, les salades, les potages, les sauces

CORIANDRE	Herbe fraîche, graines entières ou moulues	Fraîche ou ciselée, s'utilise sur les mets cuits et les salades	– fraîche dans les salades et sur les légumes cuits – graines entières ou moulues, dans les plats au four
PERSIL	Frais, en bouquet, en sachet	Cru ou cuit	– en bouquet garni, en salade – dans les potages, les sauces et vinaigrettes – en décoration
ROMARIN	Brins frais, aiguilles séchées, en poudre	Cru ou cuit	– avec la viande, l'agneau et la volaille – dans les marinades pour les grillades, la ratatouille
SAUGE	Feuilles fraîches, séchées, entières	Cuite en infusion	– avec les foies de veau et de volaille – dans le lapin rôti, le gibier
CIBOULETTE	Tiges fraîches, en botte	Fraîche	– dans les vinaigrettes, les potages – parsemée sur les pommes de terre vapeur – avec les œufs – mélangé avec du fromage blanc sur du pain
THYM	Branchettes entières fraîches, feuilles séchées ou en poudre	Cuit Cru sur les salades	– dans les potages et les marinades – en bouquet garni (+ laurier et persil) – dans les plats à base de tomates et de poivrons

Chapitre 21

QUELQUES CONSEILS SUR LES MODES DE CUISSON

Je l'ai dit à plusieurs reprises, un régime qui ne contient pas sa part de plaisir, qui diffuse une monotonie et une frustration trop longues, conduit, à moyen terme, à perdre patience. Aussi, pour réhabituer l'organisme à manger moins, il convient de connaître et varier les modes de cuisson. Mais pour le faire correctement, encore faut-il bien les connaître.

POISSON	À LA VAPEUR	• Directement sur la plaque vapeur **ou** • Sur un lit de légumes préalablement blanchis ou mi-cuits
POISSON	EN PAPILLOTE	• Poser un filet de poisson sur de l'aluminium. Assaisonner. Bien fermer et faire cuire 20 mn au four.
VIANDE OU POISSON	GRILLÉS	• Pour éviter l'emploi de matières grasses utiliser un gril bien chaud et très propre ou une poêle antiadhésive
VIANDE	BRAISÉE	• Cuisson d'une pièce de viande colorée sur un lit de légumes • Mouiller le fond avec de l'eau ou du vin • Assaisonner de sel, poivre, thym, laurier, marjolaine
VIANDE	RÔTIE	• Colorer avec très peu d'huile • Ajouter une mirepoix de légumes (carottes, oignons, céleri et bouquet garni)
VIANDE	CUISSON MIXTE	• Combiner 2 modes de cuissons : d'abord rôtir (colorer) et terminer à la vapeur sur un lit de légumes
VIANDE	ASSAISONNEMENT	• Récupérer les fonds de braisage **et/ou** les jus de cuisson des légumes cuits à l'étouffée • Réduire • Lier avec une purée de légumes • Mixer et assaisonner
LÉGUMES	COURT-BOUILLON OU À L'ÉTOUFFÉE	• Cuisson des légumes dans une petite quantité d'eau • Assaisonner et cuire avec un couvercle • Récupérer le jus pour les sauces • Pour certains légumes verts (brocolis, haricots verts...) cuire à la vapeur ou dans une grande quantité d'eau bouillante salée

Chapitre 22

ET SI ON SORTAIT ?

Du plaisir de la convivialité. Faire un régime ne signifie en aucune manière être reclus chez soi et abandonner toute vie sociale. Comment d'ailleurs pourrait-on y arriver quand on travaille et qu'on doit participer à des repas d'affaires, ou quand on souhaite voir ses amis dans un lieu agréable. Voici donc deux propositions destinées à appliquer le régime même en allant au Chinois du coin ou au restaurant.

REPAS CHINOIS (2 À 3 FOIS PAR SEMAINE)

Hors-d'œuvre :
• 4 raviolis de crevettes ou de bœuf
ou
• 2 pinces de crabe
ou
• 1 bouillon + 3 ou 4 raviolis
ou
• 1 rouleau de printemps
ou
• 1 salade au crabe ou aux crevettes.

Plat principal :
• 125 g de viande ou équivalences + 2 cuillères à soupe de sauce + légumes sautés
ou
• 6 raviolis.

Dessert :
• 2 boules de sorbet ou lychees frais à volonté ou 1/2 mangue ou ananas frais.

★

REPAS RESTAURANT (2 À 3 FOIS PAR SEMAINE)

Hors d'œuvre :
• 1 tranche de saumon + 1 toast
ou
• Crustacés à volonté (mais seulement 6 huîtres) + 2 cuillères à café de mayonnaise

ou

• 1 salade composée au choix (sans foie gras) en contrôlant l'huile

ou

• 1 carpaccio en contrôlant l'huile

ou

• 1 salade au crabe ou aux crevettes

ou

• 6 sushis.

Plat principal :

• 125 g de viande ou équivalences + 2 cuillerées à soupe de sauce + légumes verts à l'eau

ou

• 6 sushis.

Réserve :

• 2 verres de vin ou 1 apéritif + 1 verre de vin

ou

• 3 boules de sorbet ou 1/2 part de tarte ou une île flottante + 2 cuillères à café de sauce

ou

• les deux si on ne prend pas de hors-d'œuvre !

Chapitre 23

COMMENT S'EN SORTIR... AVEC LES SANDWICHS, LES FAST-FOODS, LES PIZZAS...

Au cours d'un régime, et de celui-ci comme de tous, nous sommes fréquemment amenés à culpabiliser lorsque nous avons l'impression d'avoir commis des écarts. En fait il est possible de s'en sortir dans toutes les situations à condition de disposer de recettes adaptées.

PREMIÈRE SOLUTION, LES REPAS SANDWICHS OU FAST-FOOD.

Contrairement à une idée reçue, quand on sait correctement préparer un sandwich ou quoi choisir dans un fast-food, un repas peut être remplacé par ces formules rapides.

À la place du régime, vous pouvez consommer :

Pour un sandwich

60 grammes de pain + 2 tranches de jambon ou 75 grammes de fromage ou 1 tranche de saumon ou 90 grammes de thon au naturel. Vous pouvez y ajouter des tomates, des feuilles de salade ou un jus de citron mais pas de matière grasse comme beurre ou margarine ou huile d'olive. Tous les pains sont utilisables. En revanche, méfiez-vous des sandwichs de boulangerie ou de cafétéria. Il est toujours préférable d'acheter les différents ingrédients ou de demander à votre boulanger de vous préparer un sandwich « sur mesure ». Ajoutez à ce repas un fruit, indispensable pour fournir du sucre en supplément, augmenter votre ration de fibres et atteindre la satiété. De cette façon, on peut très bien attendre jusqu'au repas du soir sans avoir faim.

Dans un fast-food

Un cheeseburger + un fruit, ou 6 beignets de poulet + une salade sans huile + un fruit.

Ce ne sont pas les burgers à la viande qui sont nocifs dans les fast-foods, mais les ingrédients périphériques : frites et boisson sucrée. Un cheeseburger « vaut » 320 calories auquel on ajoute un fruit (80 calories), que l'on accompagne d'une boisson sans sucre genre cola *light*, ou de l'eau minérale.

Repas quiche ou pizza

Vous pouvez également remplacer le repas du midi par une quiche ou une part de pizza suivie d'un fruit. Qu'il s'agisse d'une quiche ou d'une part de pizza, préférez-les en boulangerie. Il faut savoir toutefois que la sensation de faim est moins bien calmée avec ces produits car, comme les ingrédients qui les composent ont une grande valeur énergétique, le poids final que l'on peut absorber se trouve assez réduit. Si vous choisissez de manger dans une pizzeria, il est conseillé de commander une pizza traditionnelle en demandant au restaurateur de ne pas mettre trop de fromage et en évitant de manger le pourtour de pâte qui représente une portion de pain supplémentaire.

★

QUEL REPAS FROID ?

Il est de plus en plus fréquent que les gens apportent à manger au bureau. Si vous ne pouvez pas réchauffer votre nourriture, il faudra vous contenter de manger froid. Vous pouvez utiliser la formule sandwich mais également remplacer les repas de régime de la façon suivante.

• Hors-d'œuvre : crudités avec un filet de citron ou un peu de sauce.

• Plat principal : remplacer la viande par des œufs durs, du fromage, du jambon, dans les quantités autorisées.

Si vous avez consommé beaucoup de crudités, il n'est pas indispensable d'augmenter la teneur en fibres par des légumes à l'eau, d'autant que cela est peu pratique. Augmentez plutôt la quantité du hors-d'œuvre, ce qui permettra de simplifier le repas.

Vous finirez avec un yaourt et un fruit.

Ce menu manque un peu d'originalité, mais présente l'intérêt de se transporter facilement. Vous vous rattraperez le soir.

*

QUEL REPAS D'AFFAIRES ?

Le repas d'affaires est un élément incontournable de la vie professionnelle pour un grand nombre de personnes. Le « repas restaurant » proposé plus haut est donc une formule utilisable une ou deux fois par semaine, sans trop d'inconvénient. Bien entendu si l'on déborde pour manger beaucoup plus largement, il y aura toujours la ressource d'utiliser le système de récupération qui suit.

*

UN SYSTÈME DE RATTRAPAGE DES ÉCARTS.

Quel que soit le régime, on se trouve forcément, à un moment ou à un autre, en situation de faire des écarts. Comme il est malsain de tout s'interdire, chaque fois qu'une occasion de faire la fête se présente, n'hésitez pas à l'accepter. Mettez en place un système de récupération qui consiste à rembourser l'écart que vous venez de faire sur le repas suivant. Si vous avez eu un repas un peu extraordinaire un soir, il suffit de remplacer un des deux repas du lendemain, ou... de la semaine qui suit, par celui-ci :

- 2 œufs durs (sans le jaune)
- 1 yaourt à 0 % sans sucre
- des crudités sans huile ou des légumes verts à l'eau à volonté et en quantité suffisamment importante pour éviter la fringale avant le repas suivant.

Le blanc d'œuf coupera l'appétit, les légumes et les crudités rassasieront, et le yaourt augmentera la teneur en protéines de ce mini-repas.

N'hésitez pas à en faire tant que vous le voulez. On peut même utiliser cette méthode pour anticiper sur des écarts prévisibles. Que vous ayez fait deux repas « normaux » pendant un week-end, par exemple, ou que vous prévoyiez de les faire, pendant trois ou quatre jours remplacez le déjeuner par ce repas simplifié.

Et si les sucreries étaient des drogues douces ?

Pourquoi est-il difficile de maigrir ? Parce que l'on a faim et que les tentations ne manquent pas. Mais si on supprimait ces dernières, n'arriverions-nous pas à remporter tous nos défis ? La question mérite d'être posée.

Prenons l'exemple du tabac. Depuis qu'on lutte contre sa consommation à travers des campagnes de sensibilisation et l'augmentation du prix des cigarettes, des résultats ont été obtenus. De plus, une multitude d'outils aident les accros à la nicotine à lutter contre leur dépendance : des patchs, des drogues qui rendent moins anxieux... Autant de méthodes et mesures qui n'ont choqué personne parce qu'il est admis que le tabac constitue une drogue. Et les personnes qui condamnent la pratique du tabagisme dans les lieux publics ne sont pas qualifiées pour autant d'orthotabagiques !

Pourtant, en nutrition, on assiste à un phénomène de ce genre. Un mouvement scientifiquement plutôt mondain qui vise, en effet, à faire de tous ceux qui pratiquent une diététique hygiénique des « orthorexiques ». Trissotin est décidément toujours parmi nous ! Bien sûr, nous savons que nous devons cette dérive à nos fameux théoriciens de l'inutile, ceux qui analysent un comportement et le transforment en syndrome puis en maladie... laquelle n'existe pas.

Le pire, c'est que j'ai personnellement participé – assez sottement, je l'avoue – à cette réflexion ! Comme c'était à la mode, j'ai osé parler d'orthorexie à la télévision, alors qu'après en avoir débattu autour de moi, je me suis rendu compte que cela revenait à se montrer intransigeant et intolérant avec une pratique qui en définitive n'a rien de malsain.

On qualifie en effet d'orthorexiques ceux qui cherchent seulement à s'occuper soigneusement de leur alimentation. On les présente comme des malades, alors que parallèlement personne ne s'offusque du matraquage permanent sur l'alimentation, l'obésité, surmédiatisation de l'alimentation comme des régimes, les mauvais surtout. En fait, c'est un peu comme si on disait : « Nous sommes idiots de raconter ce que nous racontons, et vous plus encore de faire ce que nous vous proposons de faire, alors que c'est inutile. »

En réalité, ces élucubrations sont des mécanismes purement parisiens et « tendances », ne traduisant pas une vraie situation ! Car de quoi parle-t-on ?

L'orthorexie est un terme à consonance grecque qui n'existait pas jusqu'à ce que l'un d'entre nous le mette en avant en le glissant à l'oreille d'un ou deux journalistes, lesquels l'ont popularisé et propagé, créant une rumeur aussi scientifique que celle de la dangerosité de l'aspartame contenu dans le Coca-Cola ! Une frayeur non fondée puisque ce terme veut dire en fait « manger droit » ! Et ne cache pas de drames redoutables. Qu'y a-t-il de grave à vouloir « manger droit » ? Condamner cette volonté serait aussi stupide que de dire qu'il ne faut pas éviter les graisses saturées et demander au public de ne pas respecter les règles que nous conseillons !

En tout cas, personnellement, je regrette avec humilité de m'en être emparé pour faire le malin dans une émission de télévision. Mea culpa !

En revanche, on ne s'est pas assez penché sur les comportements de dépendance qui induisent certaines modes alimentaires. Le brillant et sympathique docteur Lowenstein, qui conduit un centre de haute réputation sur les addictions, m'a confié récemment qu'il ne voyait pas de grande différence entre les comportements addictifs à l'égard de produits comme les sodas *light* ou le café, et l'attitude des toxicos envers leurs drogues, la différence tenant juste à la réelle nocivité des secondes par rapport aux premiers. Ce point de vue confirme que, dans nos comportements alimentaires, coexistent à la fois des motifs psychologiques et biologiques, lesquels peuvent conduire à une espèce de dépendance.

Je ne veux stigmatiser ni le chocolat, ni la moindre des sucreries, mais il est possible de s'interroger sur l'état de dépendance qu'ils entraînent chez certains. Face au désir de compenser certains problèmes en se réfugiant dans un aliment qui fait grossir, ne doit-on pas se poser des questions ? Et le médecin, quand il prescrit un régime punitif et de suppression, n'apparaît-il pas alors comme un censeur ? Pour éviter cela, dans la plupart des régimes, on essaie toujours de proposer l'usage de certaines substances de chocolat ou certaines sucreries afin que le patient ne se sente pas quasiment « en manque ».

On peut diviser les dépendances alimentaires en deux catégories.

La première serait, disons, d'origine chimique, c'est-à-dire instinctive, notre organisme nous émettant un besoin d'un certain type d'aliment, comme il nous envoie des signaux lorsque nous manquons de vitamine, de magnésium, de fer ! La sagesse populaire peut d'ailleurs, dans ces cas, s'avérer un excellent indicateur, la plupart des gens devinant que leur taux de magnésium faiblit quand ils éprouvent le besoin de manger du chocolat. De la même façon, le coup de barre de l'après-repas s'anesthésie aisément avec une tasse de café, celui de l'après-midi par un morceau de pain avec du chocolat, voire une barre de céréales chocolatée ! Quant au pain riche en vitamine B6, n'est-il pas antidépresseur ? Certaines huiles n'améliorent-elles pas l'immunité ? Dans la prescription des régimes, il est donc indispensable de tenir compte de cette espèce de dépendance individuelle envers un groupe d'aliments et de savoir la reconnaître. Voilà pourquoi, il est utile de vérifier de quel aliment on est le plus souvent dépendant. Qu'il s'agisse de sucre, de sucres lents, de graisses ou de produits plus complexes comme le chocolat, lequel contient environ huit cents substances dont certaines pas connues de nous !

L'autre dépendance est liée à son propre vécu, à son passé, son éducation ; en somme au psychologique. L'acte de manger nous rapproche en effet de notre relation avec nos parents, de notre petite enfance. Les fraises

Tagada et les crocodiles Haribo, par exemple, évoquent le temps de l'insouciance, de la jeunesse, au même titre que Chantal Goya entame une nouvelle carrière dans les boîtes de nuit parce qu'elle rappelle aux adultes d'aujourd'hui les chansons qu'ils entendaient lorsqu'ils étaient petits ! Quand on consomme des Carensac, des fraises Tagada et ces autres friandises, on renoue avec des petits moments de bonheur nous rapprochant d'un temps où nous étions choyés et cajolés.

Ce mécanisme psychologique apparaît très fréquemment dans les grignotages, lesquels surviennent toujours à des horaires symptomatiques : la pause de 11 heures, qui correspond à la récréation d'autrefois, le coup de barre de 16 heures qui rappelle le goûter de l'école primaire, ou le snacking de nuit qui ressemble furieusement à la consommation des adolescents sortant de boîtes de nuit !

Ne peut-on voir mis en œuvre le même mécanisme dans l'efficacité de certaines mentions ajoutées sur les étiquettes de certains produits manufacturés ? Quand les industriels ajoutent des multiples substances dont nous ignorons les vertus réelles mais qui sont censées améliorer leurs créations, n'y devenons-nous pas de la même manière accros ? La fameuse appellation « sucre ajouté », qui signifie que, dans certains plats, on ajoute du sucre pour les rendre plus consommables, ne contribue-t-elle pas à augmenter notre goût spontané et naturel pour celui-ci, ce qui incite à une autre consommation ? Et, dès lors, ne passe-t-on pas du statut de consommateur éclairé à celui de consommateur quasi dépendant parce qu'en permanence dans l'attente d'une nourriture qu'il a lui-même transformée en sa propre drogue ? Ces « drogues », si elles ne semblent pas avoir d'effets néfastes immédiats, ne vont-elles pas accroître les dégâts de la fameuse épidémie d'obésité dont on parle sans cesse ?

Certes, au fil de l'écriture de ce chapitre, je pose plus de questions que je ne donne de réponses. Mais c'est pour insister sur une composante dont on a peu parlé jusqu'à présent, à savoir l'impérieuse nécessité chez chacun d'entre nous de consommer certains aliments, soit à cause de substances que nous ne maîtrisons pas encore, soit à cause de facteurs psychologiques intimes. Ce qui permet d'ouvrir un autre chemin de réflexion dans la pratique des régimes et impose d'individualiser celle-ci. Dès lors, en consommant toujours ce qui s'impose à nous mais en le mangeant mieux, c'est-à-dire un peu moins, on aura trouvé une autre possibilité de maigrir.

Voilà pourquoi entamer un régime doit être une démarche positive, un acte qui ne peut sanctionner ou interdire la plupart des aliments que nous avons l'habitude de consommer sous peine d'entraîner une réaction, donc le rejet du régime. Voilà pourquoi j'ai tenu à varier les gammes alimentaires pour que chacun puisse y trouver son compte.

Chapitre 24

LES TRUCS DE RÉGIME

Et puis, il y a toutes ces envies, ces questions, ces tourments qui nous tracassent en période de régime et auxquels on ne sait jamais comment répondre. Que faire en effet quand on a faim, quand une envie précise nous tenaille, face aux placards bien remplis, à l'envie de grignoter, à la fatigue qui gagne... ? Autant de maux que l'on peut résoudre aisément.

*

J'AI FAIM.

La vraie faim est un signe de bonne santé. Il est normal d'avoir faim avant un repas. Et dans les premiers temps d'un régime, il est logique d'avoir plus faim que d'ordinaire. Heureusement, cela ne dure guère puisque progressivement cette sensation va s'estomper. De même, il est naturel d'avoir légèrement faim en sortant de table parce que les signaux de satiété parviennent au cerveau avec un décalage de cinq à dix minutes.

Cependant, comme la sensation existe et qu'elle n'est pas vraiment agréable, pour la contrer, il faut adopter une stratégie progressive. Buvez de l'eau, du thé, du café, des sodas *light*, etc. Si ce n'est pas suffisant, tournez-vous vers des aliments plus consistants. Commencez toujours par les produits les moins riches : un yaourt à 0 % ou un fruit, voire les deux. Si vous êtes encore affamé, alors, sans hésiter, mangez ce dont vous avez envie. Il ne faut jamais rester dans la frustration. Petit à petit, vous apprendrez à rééduquer cette faim : vous vous rendrez compte très vite que le yaourt ou le fruit suffisent, puis que vous n'avez plus besoin ni du yaourt ni du fruit. Cette situation est normale. Ne luttez pas. Si vous vous raidissez, chaque jour vous paraîtra plus difficile et vous finirez par arrêter le régime.

Pour se couper l'appétit, on peut aussi préparer à l'avance des crudités : chou-fleur cru, carottes en bâtonnets, tomates cerises accompagnées d'une sauce à base de fromage blanc à 0 %, sel, poivre, herbes... Vous pouvez en consommer autant que vous le souhaitez. Rapidement vous n'en éprouverez plus le besoin. Il est important de prévoir ces en-cas. S'ils sont déjà prêts, vous aurez moins envie de vous jeter sur le fromage ou le chocolat en rentrant affamé chez vous le soir.

⋆

Il existe trois envies alimentaires fréquentes : le verre de vin, le chocolat, le pain. Vouloir lutter contre les trois est totalement illusoire. On retomberait dans le carcan que je condamne. Si vous avez réellement envie de boire du vin au repas, il ne faut pas dépasser un verre. Remplacez juste le fruit par un verre de vin (un verre ballon) pour contenter ce désir. Vous pouvez parfaitement, tous les jours, manger un fruit à l'un des deux repas et boire le verre de vin à l'autre.

En ce qui concerne le chocolat, on peut utiliser à peu près le même type de troc. Trois carrés de chocolat représentent à peu près 15 grammes, soit en valeur calorique l'équivalent d'un fruit. Si vous avez vraiment le désir de consommer du chocolat, vous pouvez remplacer le fruit par du chocolat, à condition d'en prendre seulement trois carrés. Pour autant, si vous êtes content avec un carré de chocolat par jour, ne vous en privez pas : 30 calories supplémentaires dans la journée ne vont pas menacer l'équilibre de votre régime. Il est bien préférable de se faire plaisir avec un carré de chocolat après le café du midi plutôt que d'être frustré.

Si le pain peut être consommé dans le cadre du régime confort, il est plus difficile toutefois de lui trouver une équivalence dans le régime rapide. Si vous en avez vraiment le désir, vous pouvez remplacer 25 grammes de fromage par 40 grammes de pain, ou un yaourt par 30 grammes de pain.

Dans le cadre du régime de confort, les féculents peuvent être remplacés par 40 à 50 grammes de pain. On a toujours de l'amidon, sous une forme différente.

★

J'ADORE LES PÂTES !

Dans le cadre du régime confort, on peut consommer tous les soirs 100 grammes de féculents. Ce n'est pas beaucoup, mais il est possible de contourner le problème en n'en mangeant qu'un soir sur deux et, dans ce cas, doubler la ration : 200 grammes de féculents représentent une belle assiettée. Le piège, c'est la sauce. Une sauce diététique cuisinée par vous-même ou éventuellement du concentré de tomates ou un peu de ketchup ne posent aucun problème. En revanche, dès qu'on ajoute de l'huile, du beurre, de la crème fraîche ou du fromage, on risque de déraper. Si vraiment vous ne pouvez pas avaler vos pâtes sans matières grasses, supprimez la cuillère à soupe d'huile dans les crudités.

★

MES PLACARDS SONT UN PIÈGE.

Si vous ne vous préoccupez pas, avant d'entamer votre régime, de ce que contiennent vos placards, vous allez au-devant des difficultés. Lorsqu'on restreint son alimentation, on peut être sujet aux pulsions. On se précipite alors sur la nourriture et ensuite, on regrette. Il est donc nécessaire d'avoir d'avance des laitages à 0 %, des conserves de légumes, des viandes surgelées. Pensez à avoir toujours des œufs dans votre réfrigérateur. Achetez de préférence les fromages en portions, chacune pèse environ 25 grammes, ce qui est la ration autorisée. Vous saurez ainsi que vous n'avez consommé que ce à quoi vous avez droit.

La conservation des fruits frais est plus délicate sur de longues périodes. On peut parfaitement contourner le problème en les faisant cuire sans sucre, agrémentés ou non d'épices, ou en achetant des compotes non sucrées ou sucrées avec des édulcorants. Elles ont des goûts plutôt agréables, et il existe des mélanges de fruits intéressants.

Il n'est pas inutile de répéter qu'il vaut mieux éviter de garder sous la main des aliments tentants. Certes, ce n'est pas aisé lorsqu'on a une famille, alors, dans ce cas, pour ne pas céder à vos impulsions, réservez-vous un coin de placard où vous rangerez les aliments autorisés. Vous acquerrez ainsi le réflexe de n'aller chercher que dans un seul endroit, lorsqu'une fringale vous saisira.

★

J'AI ENVIE DE GRIGNOTER.

Le grignotage, qui est plus une habitude qu'un besoin, nécessite donc un déconditionnement.

Quand vous avez envie de grignoter, essayez d'utiliser seulement des produits à faible teneur énergétique. Il suffit quelquefois de modifier leur préparation pour qu'ils deviennent plus appétissants. Au lieu de croquer une pomme, la découper en petits cubes qu'on saupoudrera de cannelle vaut bien des plaisirs.

Le grignotage compense en général une tension psychologique, laquelle vous fait vous précipiter sur des aliments très caloriques pour vous « consoler ». Pour combattre ce phénomène, dès que vous ressentez l'envie de grignoter, descendez faire le tour du pâté de maisons, par exemple. En ce qui concerne les goûts alimentaires, il vous faudra les changer : persuadez-vous du bien-fondé de la substitution entre les aliments dont vous aviez l'habitude et ceux, moins riches, qui sont désormais autorisés. Repérez les moments où vous grignotez et anticipez-les. Manger une mince lamelle de fruit peut satisfaire le désir de sucre auquel votre organisme est dépendant à certaines heures. Encore une fois, ne luttez jamais contre une envie de grignoter, vous ne feriez que l'amplifier. Prenez votre temps et détachez-vous d'elle comme un fumeur se sèvre du tabac. Et si elle est trop impérative, craquez, vous rétablirez l'équilibre les jours suivants !

★

JE ME SENS FATIGUÉ.

Il n'est pas rare, lors d'un régime, d'être fatigué, les changements de nourriture pouvant déséquilibrer légèrement l'organisme. N'hésitez donc pas à vous procurer des polyvitamines. Une cure d'une dizaine de jours suffit souvent à compenser les éventuelles carences que vous pourriez ressentir.

Si la fatigue persiste, sans que vous soyez malade, pensez qu'il existe d'autres facteurs qui peuvent en être responsables : le travail, les soucis, certaines périodes de l'année.

★

QUOI PRENDRE À L'APÉRITIF.

L'apéritif est souvent un moment de détente indispensable. Ne vous sentez donc pas obligé de le supprimer si vous en aviez l'habitude. Contentez-vous cependant d'une boisson pétillante sans sucre ou d'un jus de tomate assaisonné à votre goût. Et, pour éviter les biscuits salés et autres cacahuètes, reprenez le truc des crudités et du pot de fromage blanc salé et poivré.

★

J'AIME LES SAUCES.

Les sauces que nous préférons sont la plupart du temps des émulsions grasses. Que l'on peut aménager pour agrémenter crudités ou légumes cuits. Bien que son goût soit peu agréable, vous pouvez utiliser de l'huile de paraffine, huile extrêmement visqueuse dont il faut une très petite quantité. Apprenez plutôt à faire des sauces à base de bouillons. On peut en préparer de délicieuses en malaxant des herbes aromatiques (persil, ciboulette, fenouil, etc.) avec du jus de citron. Cette pâte, qui n'est pas tout à fait une sauce, exalte les parfums et les goûts. Ces nouvelles habitudes alimentaires arrivent dans nos pays. Soyez-en les précurseurs.

★

UTILISER LES CONDIMENTS.

Rien n'est plus triste que de manger fade. N'hésitez donc pas à utiliser les condiments : le poivre, le curry, le cumin, la muscade... Quelques herbes bien choisies sur un morceau de viande à griller lui confèrent une saveur différente. Des papillotes de poisson où l'on ajoute du poivre, du curry, des tomates, un peu d'oignon offrent un éventail de parfums et de goûts tout à fait intéressant à découvrir. Plus qu'une question d'habitude, c'est un travail fondamental de rééducation gustative.

★

JE ME PÈSE TROP OU PAS ASSEZ !

La balance est un outil important dans le suivi d'un régime. Toutefois, pesez-vous régulièrement sans en faire une obsession. Vous percevrez mieux les variations de votre poids si vous montez sur la balance tous les deux ou trois jours. L'idéal est de se peser tous les matins à jeun et sur le même appareil, après avoir uriné. Le poids n'évolue pas de façon linéaire et homogène. Ne vous laissez pas décourager s'il ne varie pas. La perte de poids n'est que la conséquence de votre façon de suivre le régime. Si vous ne maigrissez pas, c'est probablement que vous suivez votre régime avec moins de rigueur que vous ne le pensez.

★

LE CARNET ALIMENTAIRE.

C'est sûrement l'outil le plus efficace dans le suivi d'un régime. De la même façon qu'on contrôle son poids en se pesant, il est intéressant de vérifier de quelle manière nous conduisons notre régime. Nous serons toujours tentés de revenir à l'alimentation à laquelle nous sommes habitués. Il est donc utile, sinon indispensable, de noter chaque jour sur un carnet ce qu'on a consommé. Consultez-le de temps en temps : vous vous rendrez compte que si votre poids n'a pas varié depuis un moment, c'est que votre alimentation s'est sensiblement modifiée les jours précédant la pesée. Un régime correctement suivi produit obligatoirement des résultats. Pas forcément à deux ou trois jours d'écart, mais au bout de quinze jours, c'est certain.

Si vous avez des doutes, montrez votre carnet alimentaire à quelqu'un d'autre. Cette personne vérifiera si vous êtes ou non en train de vous écarter de votre régime.

Chapitre 25

COMMENT MAINTENIR SON POIDS

Vous venez de finir le régime. Pendant toute cette période, vous avez accepté des repas restrictifs et il faut désormais revenir à une alimentation normale. Il s'agit de faire la distinction entre des repas libres – normaux, en quelque sorte – et des repas excessifs. Un repas libre est un repas où nous avons choisi deux des éléments qui le composent, hors-d'œuvre, plat et dessert. Si le repas est composé de charcuterie (un peu) et d'un plat en sauce, le dessert sera un fruit. On peut également envisager des crudités (avec une seule cuillerée à soupe d'huile) suivies d'un plat en sauce et d'un dessert sucré ou de la charcuterie, une viande grillée et une pâtisserie. Un ou deux verres de vin seront possibles. En revanche, au-delà de deux plats, le repas devient excessif. Que votre régime soit fini ou non, si vous faites un repas où l'on trouve de la charcuterie, un plat en sauce, une pâtisserie et un ou deux verres de vin, il faudra obligatoirement le compenser par un repas de récupération. C'est la clé pour maintenir longtemps le nouveau poids.

Pour rétablir progressivement le nombre de repas libres, il convient de mettre en place une stratégie. Les deux premières semaines, poursuivez votre régime comme vous en avez l'habitude, mais faites trois repas libres. Les quinze jours suivants, passez à cinq. Votre poids doit se stabiliser. Continuez à augmenter le nombre des repas libres jusqu'à inverser la proportion et arriver à neuf repas libres et cinq repas diététiques hebdomadaires. Une fois ce cap franchi, conservez ce rythme et continuez de prendre chaque semaine cinq repas diététiques. Il n'y a pas d'autre solution pour le maintenir.

Une personne qui a souffert de surcharge pondérale est condamnée, si elle ne surveille pas son alimentation, à reprendre progressivement ses kilos antérieurs. C'est un mensonge que de prétendre le contraire car notre cerveau développe une sorte de mémoire du poids, qui nous entraîne à regrossir dès que nous arrêtons un régime.

Pour lutter contre ce mécanisme, vous disposez de deux systèmes :

1. le système de récupération ;
2. le maintien de 5 repas diététiques par semaine jusqu'à la fin de vos jours.

C'est le prix à payer pour rester mince longtemps. De surcroît, maintenir des repas diététiques rappelle de façon constante la situation qui vous a conduit à entreprendre le régime et les efforts que vous avez dû fournir pour le réussir.

*

Dans un article rédigé pour un magazine, j'ai montré comment on pouvait substituer certaines préparations à d'autres. Par exemple, 2 toasts grillés avec du beurre et de la confiture valent 240 kilocalories, alors qu'une tranche de pain complet et un œuf à la coque, n'en valent que 180. Un verre de cola *light* représente 0 kilocalorie et un verre de cola normal, 70. De même, une part de cheesecake « pèse » 300 kilocalories alors qu'une faisselle de fromage blanc à 0 % agrémentée d'un coulis de fruits n'atteint que 150 kilocalories. Un sandwich aux rillettes égale 500 kilocalories et un sandwich au jambon et au fromage seulement 400.

On peut considérer ces permutations comme une tricherie, mais, en fait, il s'agit de conserver une certaine mémoire du régime. Chaque fois que vous aurez l'occasion d'éviter un aliment et d'éprouver autant de plaisir avec un autre moins riche, vous aurez gagné.

Les sauces moins grasses, l'utilisation de modes de cuisson différents, la sélection parmi les aliments de ceux qui nous conviennent le mieux sont des outils extraordinaires pour maîtriser l'évolution du poids. Au cours des repas d'affaires, par exemple, il est judicieux de disposer d'un verre d'eau à côté de son verre de vin. Il y a fort à parier que votre main dérivera vers le premier. Vous aurez ainsi économisé 70 calories sur votre repas.

Si vous conservez l'habitude de manger des crudités avec du fromage blanc avant de vous servir de cacahuètes, vous aurez encore économisé des calories. Ces trucs, que j'appelle tricherie, sont la base de la rééducation alimentaire. Vous transformez vos habitudes sans altérer votre plaisir.

★

CONTINUER À SE PESER RÉGULIÈREMENT.

Même si je la conteste lorsqu'elle devient obsessionnelle, la pesée est un outil indispensable. Ne laissez jamais votre poids déborder le cadre que vous vous êtes fixé. Il vous sera beaucoup plus facile de reprendre un régime serré pendant deux ou trois jours que de vous infliger de nouvelles restrictions pendant deux ou trois semaines. Pesez-vous tous les 3 ou 4 jours, dans les mêmes conditions. Acceptez sans inquiétude ni angoisse jusqu'à deux kilos au-dessus de votre poids d'équilibre. Mais dès que vous avez atteint ce chiffre, reprenez tout de suite le régime.

Vous devez savoir qu'il en sera ainsi tout au long de votre vie. Ne vous en alarmez pas : vous avez choisi d'être mince pour vous faire plaisir. Vous n'avez pas maigri par hasard, mais parce que vous aviez des raisons de le faire. Si ces raisons sont toujours valables, il vous en coûtera beaucoup moins de mettre en pratique ces quelques conseils que de reprendre tous les deux ou trois ans un régime au long cours.

★

APPRENDRE À FAIRE DE LA GYMNASTIQUE.

Il est banal de dire que faire de la gymnastique est utile au cours d'un régime. Son premier intérêt est d'augmenter la dépense d'énergie et donc de permettre un amaigrissement plus rapide. Le deuxième est de remodeler le corps. Aussi bien la musculation que des techniques comme le stretching servent à harmoniser les différentes parties du corps. Le troisième intérêt de la gymnastique, c'est de lutter contre la reprise de poids qui risque d'intervenir. La privation sur de longues périodes est très frustrante, aussi faut-il trouver autre chose. Si vous avez tendance à récupérer des kilos après la fin du régime, entreprenez une activité physique qui donnera de l'oxygène à l'organisme. Toutes les formes d'exercice sont valables : on peut marcher, courir, s'inscrire dans une salle de sport, nager en piscine ou bien faire du vélo... même en appartement. Vous pouvez aussi acheter des cassettes vidéo pour pratiquer des exercices dans votre chambre. Rien n'est inutile dans ce domaine.

Les effets bénéfiques de l'exercice physique ne sont plus à débattre. Notre principale excuse pour éviter de nous y consacrer est de prétexter le manque de temps. Si la gymnastique sert à maigrir plus vite et à stabiliser son poids, elle permet également de se rappeler en permanence les efforts qui sont les nôtres pour atteindre une image de nous-mêmes qui soit conforme à celle que véhicule notre cerveau. N'est-ce pas là un argument suffisant pour balayer toutes nos réticences ?

ÉPILOGUE

En arrivant au terme de ce livre, que dire ? Que pour maigrir, il faut se connaître, connaître ce qui nous entoure et faire preuve... de courage.

Si j'ai écrit cet ouvrage en réaction à la misère intellectuelle et à la détresse suscitées par la plupart des choses dites ou écrites sur les régimes depuis plusieurs années, je l'ai fait surtout au profit de ceux que je reçois dans mon cabinet et qui connaissent la douleur de maigrir, l'incompréhension de leur entourage, la confusion des messages qui sont délivrés régulièrement. Et qui ont beaucoup de mérite à persévérer dans cette demande de minceur. Je n'ai rien voulu cacher et j'ai voulu éviter les effets d'annonce. Je sais par avance que j'aurai à justifier cette position, mais je ne crains pas les réactions de ceux qui se sentiront critiqués. En expliquant ma position, je souhaite seulement contribuer à la vérité.

Il s'agissait d'aller jusqu'au bout de ma démarche et

de prévenir le public que maigrir est très difficile et qu'il est illusoire de prétendre faire maigrir tout le monde en utilisant les mêmes méthodes. Pour réussir, les règles sont simples : ni ésotériques, ni magiques, ni sensationnelles, elles procèdent du bon sens, de la raison, de la connaissance et de l'équilibre général. Cet équilibre, il doit être tout autant dans le corps que dans la tête.

Enfin, et cela peut paraître provocant dans le cadre d'un livre sur les traitements amaigrissants et les régimes, je souhaite dire haut et fort qu'il n'est pas nécessairement grave de ne pas maigrir. Il n'y a aucune obligation à se couler dans un moule standardisé et un type de silhouette ne vaut pas mieux qu'un autre. Apprenez à jongler entre le plaisir de vivre, celui de manger, soyez bien dans votre vie et dans vos fantasmes. Apprenez à équilibrer aussi bien votre alimentation que votre existence.

Un régime n'est après tout qu'un problème de balance : mettez donc dans un plateau les avantages que vous avez à maigrir, et dans l'autre ceux que vous avez à manger. Selon le côté vers lequel penche l'aiguille, vous saurez ce qu'il vous convient de faire.

Et, à nouveau, bon courage !

TABLE DES MATIÈRES

Deuxième partie
LA VICTOIRE DE LA TENTATION

Troisième partie
L'ENVIE DE MAIGRIR

Quatrième partie

HISTOIRES, ESPOIRS ET DÉRIVES : QUELQUES CAS POUR MIEUX COMPRENDRE LA SPIRALE DES RÉGIMES

Cinquième partie

QUELQUES LUEURS D'ESPOIR : TROIS RÉGIMES, DES IDÉES ET DES SOLUTIONS

Composition et mise en page

NORD COMPO
multimédia

Cet ouvrage a été imprimé par la
SOCIÉTÉ NOUVELLE FIRMIN-DIDOT
Mesnil-sur-l'Estrée
pour le compte des Éditions Flammarion
en mars 2005

Imprimé en France
Dépôt légal : mars 2005
N° d'édition : FF 881102 - N° d'impression : 72813